Verlag Zabert Sandmann
München
6. Auflage 2005
ISBN 3-89883-036-5

Konzept und Redaktion	Bernd Neumann
Redaktionelle Mitarbeit	Dr. Peter Lempert
Grafische Gestaltung und Illustrationen	Axel Kock
Fotos	Alexander Haselhoff
Herstellung	Karin Mayer Peter Karg-Cordes
Lithografie	inteca Media Service GmbH, Rosenheim
Druck und Bindung	Mohn Media · Mohndruck GmbH, Gütersloh

Alle Rechte vorbehalten. Nachdruck, auch auszugsweise, sowie Verbreitung durch Film, Funk, Fernsehen und Internet, durch fotomechanische Wiedergabe, Bildträger, Bild-/Tonträger sowie Datenverarbeitungssysteme jeder Art nur mit schriftlicher Genehmigung des Verlages.

Besuchen Sie uns auch im Internet unter
www.zsverlag.de

LILO CROSS

DIE CROSS-METHODE

Soforthilfe bei Rückenschmerzen

Ein revolutionäres Programm

Der Inhalt

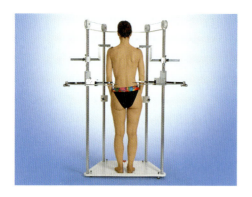 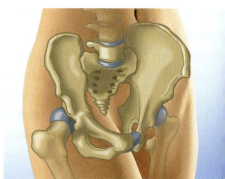

Vorwort 8

Erfolg der Methode
Heilen der Beckenschiefstand-Folgen 11

Das Phänomen Beckenschiefstand 12
Eine revolutionäre Therapie-Methode 16
1. Info: »Kettenreaktion« bei Schiefstand 16
2. Messung des Beckenschiefstands 18
3. Gewichtstest mit zwei Waagen 18
4. Befunderhebung im Stand und
Liegen/Röntgenbilder 19
5. Befund/Erstbehandlung (Mobilisierung) 19
6. Ausgleich der Fußauflageflächen 20
7. Fango, Massagen, Elektrotherapie 20
8. »Regenerative Wirbelsäulengymnastik« 20
9. Behandlung der Kieferfehlstellung 21

Ein typischer Fall:
Die Leiden des Markus B. 23

Das Becken
Was alles schief laufen kann 26

Aufbau des Beckenrings 28
Schiefstand: kleine Ursache,
große Wirkung 31
Die »anatomische Beinlängendifferenz« 32
Die »funktionelle Beinlängendifferenz« 33
Lässt sich die Fehlstellung messen? 35
Das Gehirn wird umprogrammiert 38
Aufbau der Wirbelsäule 39
Wenn das Rückgrat sich seitlich krümmt 40
Im Fachjargon »Skoliose« genannt 41
Die Wirbelsäule als Nervenkanal 43
Bandscheibenvorfall –
der Super-GAU im Rücken 46
Schäden für Knie- und Hüftgelenk
gleichsam vorprogrammiert 47

INHALT

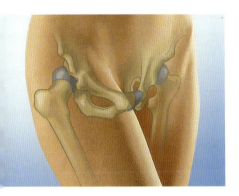 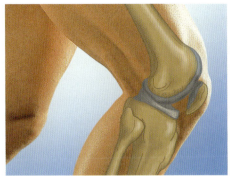

Das Hüftgelenk
Wie Arthrose entstehen kann　49

Hüftgelenke unter Dauerstress	50
Unwucht macht die Hüfte kaputt	52
Gelenkblockierung und ihre Folgen	52
Was ist eine Arthrose?	52
Stadien der Arthrose	53
Das Gelenk versucht sich zu reparieren	53
Wenn die Arthrose aktiviert wird	54
Ersatzknorpel taugt nichts	54
Die Therapie der Arthrose	55
Hoffnung durch Kunststoff-Knorpel	56
160.000 künstliche Hüftgelenke pro Jahr	56

Das Kniegelenk
Warum es belastbar, aber anfällig ist　59

Kniegelenk: Wunder an Belastbarkeit	60
Woraus besteht das Kniegelenk?	60
Die Kniescheibe als Bremsklotz	60
Manchmal ist Sport tatsächlich »Mord«	62
Besonders gefährdet: die Menisken	63
Wenn Bänder/Muskeln schlappmachen	63
Meniskusriss – Operation unvermeidlich	63
Fehlstatik: sicherer Tod des Kniegelenks	63
Beckenschiefstand verursacht auf Dauer Meniskusschaden	64
Auch die Kniescheibe leidet	65

INHALT

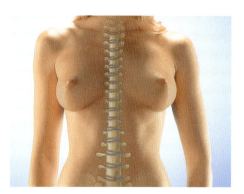 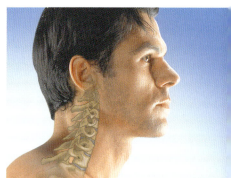

Das Kreuz
Wie es millionenfach mit
Schmerzen reagiert   67

Lastesel Lendenwirbel   68
Die Ursachen von Rückenschmerzen   68
Wenn die Bandscheiben nachgeben   70
Was passiert beim Hexenschuss?   71
Die Behandlung eines Hexenschusses   72
Operation bei Bandscheibenvorfall   72
Die Wirbelgelenke leiden   73
Ein schiefes Becken kann Schrauben
oder auch Metallschienen verbiegen   74
Sonderfall Brustwirbelsäule   74
Die Brustwirbelsäule und die Atmung   76
Wenn eine Verschiebung bestimmter
Brustwirbel einen Herzinfarkt vortäuscht   77

Die Halswirbelsäule
Wie die Risikozone Schmerzen macht   79

Meisterin der Beweglichkeit   80
Aufbau der Halswirbelsäule   80
Flexibilität kontra Schutzfunktion   81
Das »Halswirbelsäulen-Syndrom«   82
Die Behandlungsverfahren bei einem
Halswirbelsäulen-Syndrom   83
Beckenschiefstand: oft Ursache
des Halswirbelsäulen-Syndroms   84
Sonderfall Schiefhals –
»Torticollis spasmodicus«   84
Ursachen des Torticollis   85
Wie wird der Torticolllis behandelt?   86

INHALT

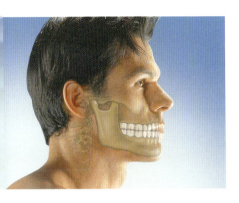 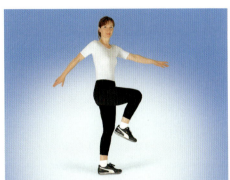

Das Kiefergelenk
Wenn der Schmerz im Kopf die
Zähne zeigt 89

Kiefergelenk – kraftvoll und beweglich 90
Becken schief, Zähne schief 90
Die Folgen des verschobenen Unterkiefers 92
Auch die Zähne leiden 92
Schwindel, Hörsturz, Ohrgeräusche 93
»Trigeminusneuralgie« 95
Doppelstrategie: Becken und Kiefer 95
Was kann der Zahnarzt tun 97

Der Test
Bin ich etwa auch »schief«? 99

Vier Tests – in maximal 15 Minuten 100
Das Gebiss muss passen –
Überprüfung mit dem Lückentest 101
Die Bauchfalte muss waagerecht
verlaufen – Test mit Gummiband 101
Schulter-Test vor dem Spiegel 102
Pofalten mit Hilfe Wasserwaage prüfen 103

Die Cross-Methode
Geschichte, Verfahren, Lehre 105

Die Ursachenforschung 106
Die Befunderhebung 108
Die Vermessungstechnik 109
Was passiert bei der Erstuntersuchung? 110
Welche Beschwerden behandelbar? 114
»Regenerative Wirbelsäulengymnastik« 115
Spezielle Übungen für jeden Einzelnen 116
Wärme mit Fangopackungen 116
Elektrotherapie dringt tief ein 117
Massage – mehr als nur Kneten 117
Der aktive Patient ist gefordert 119
Kassen tragen Behandlungskosten 120
Die Ausbildung zum Cross-Therapeuten 122

Die Übungen
Erst mobilisieren, dann stabilisieren 125

Alternative Methoden 153

Anhang 160

Vorwort

Als mein zweites Kind Thomas erst ein paar Jahre alt war, war ich völlig verzweifelt. Ich hatte Schmerzen – mal in der Hüfte, mal in der Brustwirbelsäule, dann wieder im Kopf oder im Lendenwirbelbereich. Ich kannte so etwas nicht, da ich mich zuvor stets gesund gefühlt hatte.

Die Schmerzen spielten mit mir Verstecken, rotierten im ganzen Körper. Ich probierte alle medizinischen Fachrichtungen durch, die Ärzte nahmen alle möglichen Tests vor – alles ohne handfestes Ergebnis.

Schließlich bescheinigten mir die Ärzte, dass es sich wohl um eine psychosomatische Erkrankung handele, die auf eine Schwangerschaftspsychose zurückzuführen sei. Um es hart zu formulieren: Man stempelte mich gewissermaßen als geisteskrank ab.

Das war für mich der Absturz: Ich sah keine Zukunft mehr und gab zunächst jegliche Hoffnung auf, je wieder gesund zu werden.

Doch dann fing ich an, selbst nach der Ursache zu suchen, Fragen zu stellen. Ich dachte nach, was denn damals geschehen sein konnte, als die Beschwerden anfingen. Das Ergebnis meiner Überlegungen: Ich hatte eine größere Zahnbehandlung mit Kronen, Brücken und verschiedenen Metallen über mich ergehen lassen.

Ein Professor der Zahnmedizin der Universität Wien bestätigte mir, dass die Beschwerden tatsächlich mit den Zähnen zusammenhängen könnten. Jetzt ging ich auf die Suche nach dem richtigen Zahnarzt, um eine komplette Sanierung durchführen zu lassen. Und ich fand ihn glücklicherweise in Bad Pyrmont.

Nach insgesamt sieben Kieferoperationen und dem Verlust vieler Zähne wurde ich innerhalb von zwei Jahren nach und nach beschwerdefrei.

Diese Erfahrung, dass es besser ist, nach der Ursache zu suchen statt nur die Symptome zu behandeln, hat mir den Weg für meine praktische Tätigkeit als Physiotherapeutin gezeigt.

Doch ohne die Erkenntnisse meines Vaters, mit denen ich sozusagen aufgewachsen war, und ohne die Hilfe meiner Mutter, die mir die Möglichkeit gegeben hat, mich in die therapeutisch einzig sinnvolle Richtung weiterzuentwickeln, wäre ich nicht in der Lage gewesen, die Ursachen vieler Erkrankungen und deren

VORWORT

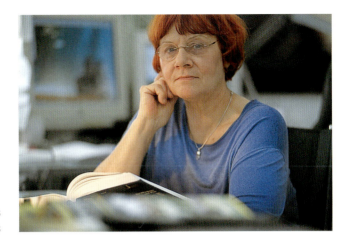

Lilo Cross in ihrer Praxis

Auswirkungen zu erkennen. In dieser Zeit des Lernens und Weiterentwickelns hatte ich nur wenig Zeit für meine Kinder. Hätte mein Mann mir nicht den Freiraum verschafft und sehr viel Zeit mit den Kindern verbracht, so hätte ich es nie geschafft. Auch heute hilft er mir noch durch sein Verständnis, seine Ausdauer und seine unermüdliche Unterstützung, meine Arbeit zum Wohle der Patienten durchzuführen. Mein Dank gilt aber auch all den Ärzten, Zahnärzten und Kollegen, die einen großen Beitrag zur Erweiterung meiner Kenntnisse geleistet und damit ein tolles Beispiel für eine vorbildliche interdisziplinäre Zusammenarbeit geliefert haben.

Doch die Erfahrungen und das Vorbild meines Vaters waren letztendlich für mich wegweisend. Daher fühle ich mich in diesem Zusammenhang immer wieder an folgendes Goethe-Zitat erinnert:

»Was du ererbt von deinen Vätern hast,
erwirb es, um es zu besitzen.«   *Faust*

Lilo Cross
Bückeburg im August 2002

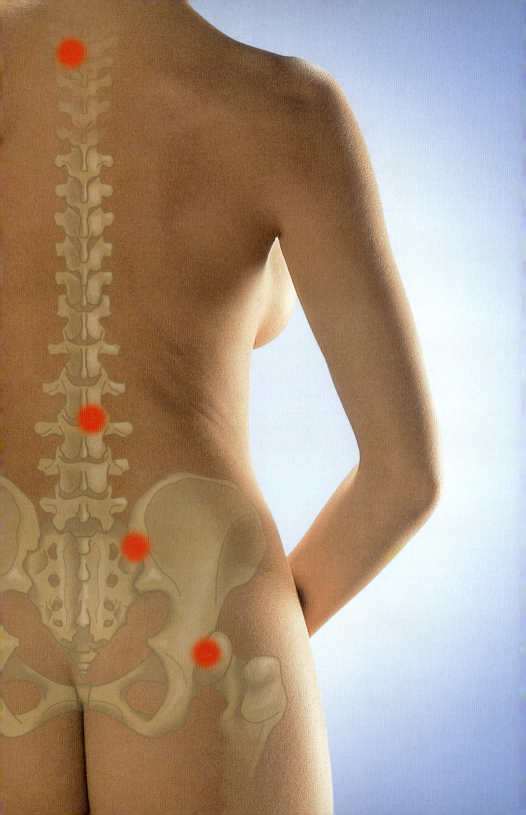

Erfolg der Cross-METHODE
Heilen der Schiefstand-Folgen

Bei 80 Prozent der Patienten, die zu mir kommen, ist ein Beckenschiefstand die Ursache ihrer unterschiedlichen Leiden. »Können Sie mir helfen, Frau Cross?« Mit dieser verständlichen Frage betreten sie meinen Behandlungsraum. Eine verbindliche Antwort kann ich ihnen darauf spontan nicht geben. Es sei denn, ich würde es mir ganz einfach machen, denn dann könnte ich sagen: »Wenn Ihre Beschwerden durch eine Schiefstellung des Beckenrings hervorgerufen werden, dann im Prinzip schon.« Allerdings muss dabei berücksichtigt werden, wie lange der Schiefstand schon Bestand hat oder wie viele irreparable Schäden an Knorpel- und Knochenschichten oder Bandscheiben vorhanden sind. Aber generell ist die Bandbreite der mit der Cross-Methode therapierbaren Krankheiten recht groß und reicht von Knie- und Hüftbeschwerden bis zu Augenfehlstellungen.

Das Phänomen Beckenschiefstand

Eine meiner Patientinnen stand kurz davor, ein künstliches Hüftgelenk eingesetzt zu bekommen, nachdem ihre Leidensgeschichte mit einem Bandscheibenvorfall begonnen hatte. Sie hatte zudem starke Knieprobleme und Atembeschwerden. Eine andere konnte nur mit einer Gehhilfe meine Praxis betreten, weil ihr das linke Hüftgelenk große Schmerzen bereitete. Ein Patient fand den Weg zu mir, nachdem er bereits zweimal wegen eines eingerissenen Innenmeniskus am rechten Knie operiert worden war und sich an der Kniescheibe erste arthrotische Veränderungen zeigten. Ein anderer klagte über ständige Schmerzen im Bereich der Lendenwirbelsäule. Zudem hatte er häufiger mit einem Hexenschuss zu tun. Wieder ein anderer litt unter Nackenschmerzen, Schwindelanfällen, Schluckstörungen und ständigen Ohrgeräuschen. Auch Patienten mit Schmerzen im Kiefergelenk finden sich bei mir ein, weil sie meist zusätzlich mit Migräne, Kopfschmerzen oder Hörstürzen Probleme haben.

Oder soll ich Ihnen gar von den ganz schweren Fällen berichten, bei denen die Patienten unter extremen Schmerzattacken im Gesicht (so genannte Trigeminusneuralgie) oder einem so genannten Halswirbelsäulen-Syndrom zu leiden oder die mit einem Schiefhals (so genannter Torticollis spasmodicus) zu kämpfen haben? Möglicherweise haben Sie bei sich selbst ähnliche Symptome festgestellt oder Ihre Gesundheit wird durch vergleichbare Krankheitsbilder beeinträchtigt.

Schiefstand für viele der Abnutzungserscheinungen des Bewegungsapparats verantwortlich?

Es wird Sie vielleicht überraschen, aber all diese verschiedenen Krankheiten können ein und dieselbe Ursache haben: den Beckenschiefstand. In meiner Praxis ist er bei ca. 80 Prozent der Fälle ausschlaggebend, ohne dass sich die Mehrzahl meiner Patienten des ursächlichen Zusammenhangs bewusst ist. Wer

Folgen des Beckenschiefstands

Der Beckenschiefstand ist Ursache verschiedenster Krankheitsbilder, wie Sie der Illustration entnehmen können. Bleibt der Beckenschiefstand unbehandelt, gibt es keine dauerhafte Heilung.

1 Kiefergelenk
- Ungleichmäßige Zahnabnutzung
- Kopfschmerzen und Migräne
- Schwindelanfälle
- Trigeminusneuralgie
- Ohrensausen
- Hörsturz
- Augenfehlstellungen (Schielen)

2 Halswirbelsäule
- Nackenschmerzen
- Schiefhals (Torticollis)
- Missempfindungen und Lähmungen in den Armen

3 Brustwirbelsäule
- Atem-/Herzbeschwerden

4 Lendenwirbelsäule
- Tief sitzender Rückenschmerz
- Bandscheibenvorfall
- Ischialgie

5 Hüftgelenk
- Frühzeitiger Verschleiß

6 Kniegelenk
- Schäden am Innen- und Außenmeniskus

7 Füße
- Veränderungen des Fußgewölbes

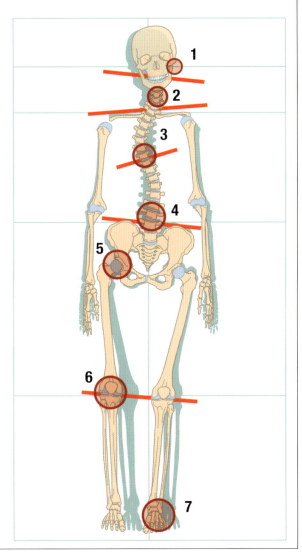

wird auch gleich auf den Gedanken kommen, dass beispielsweise chronische Rücken- bzw. Kopfschmerzen oder auch Atem- und Herzprobleme sehr oft letztendlich auf eine permanente und nicht bemerkte Fehlstellung einer der beiden Beckenschaufeln zurückzuführen sind.

Zumal es sich dabei in der Regel um einen sehr langwierigen Prozess handelt, an dessen Ursprung sich der Betroffene kaum mehr erinnern dürfte. Doch da das Becken das Fundament des Körpers darstellt, dürfte es einleuchten, dass eine durch einen mehr oder weniger schweren Unfall (Sturz oder einfach Fehltritt beim Treppensteigen) ausgelöste Beckenschiefstellung, die unbeachtet und daher unbehandelt bleibt, gravierende gesundheitliche Folgen haben wird – weil sie nach unten in Hüfte und Knie, nach oben in die Lenden- und Brustwirbelsäule, Halswirbelsäule sowie das Kiefergelenk ausstrahlen kann. Damit nicht genug, kann sogar eine Umprogrammierung des Gehirns stattfinden.

Der Weg zu einem Arzt wird meist erst beim Auftreten akuter Schmerzen eingeschlagen. Im Idealfall wird der Arzt bei der Befunderhebung nach den Ursachen der Erkrankung forschen. Häufig bleibt es allerdings bei der Behandlung der Symptome, was kurzfristig erfolgreich sein kann, aber auf lange Sicht werden, wenn die Schiefstellung des Beckens nicht behoben wurde, immer wieder die gleichen oder auch zusätzliche gesundheitliche Probleme auftreten. Man kann natürlich versuchen, die verbogene Lendenwirbelsäule beispielsweise punktuell durch das Fixieren mehrerer Wirbel mittels Schrauben oder auch mittels Schienen zu begradigen, um dadurch Bandscheibenvorfälle zu verhindern. Aber nach einiger Zeit werden sicherlich aufgrund des Beckenschiefstands selbst die mechanischen Hilfsmittel ausgerissen oder verbogen sein.

Bei Beckenschiefstand: Therapie mit der Cross-Methode

Mein Ansatzpunkt ist ein anderer, denn ich gehe als Erstes den Ursachen auf die Spur. Ich will wissen, ob beim Patienten ein Beckenschiefstand vorliegt. Denn nur dann kann ich ihm mit meiner Methode wirklich helfen und ihm durch Beseitigung des

Beckenschiefstandes bzw. Wiederherstellung der symmetrischen Körperstatik sowie durch weitere physiotherapeutische Maßnahmen ein normales, weitgehend beschwerdefreies Leben ermöglichen. Allerdings bin auch ich keine Wunderheilerin, denn defekte Bandscheiben oder zerstörte Knochen- und Knorpelschichten kann ich nicht erneuern. Aber ich kann selbst in solch schweren Krankheitsfällen mit meiner Therapie immerhin einen weiteren Verschleiß besagter Schichten verhindern oder zumindest ihre Abnutzung verlangsamen sowie die Beschwerden des Patienten deutlich lindern.

Immer vorausgesetzt, dass tatsächlich ein Beckenschiefstand die grundlegende Ursache allen Übels ist, verspricht meine Methode Behandlungserfolg bei einer großen Bandbreite von Malaisen: Knie- und Hüftbeschwerden, Rückenschmerzen, Atem- und Herzproblemen, Schulter- und Nackenschmerzen, Schiefhals, ungleichmäßigem Zahnabrieb, Trigeminusneuralgie, Tinnitus (Ohrensausen), Hörsturz, Kopfschmerzen und Migräne, Augenfehlstellung etc.

Der aktive Patient ist gefordert für einen vollen Therapieerfolg

Allerdings setze ich bei der Behandlung die aktive Mitwirkung des Patienten voraus. Ohne seine Mitarbeit ist kein Therapieerfolg möglich – er muss sogar dazu bereit sein, Änderungen in seinem normalen Alltagsleben vorzunehmen. Von daher kann er schon mal selbst vorab anhand von vier ganz einfachen Tests eine kleine Voruntersuchung zu Hause machen, um festzustellen, ob bei ihm möglicherweise eine Beckenschiefstellung vorliegt. Vor dem Spiegel stehend, kann er nacheinander überprüfen, ob die Zähne von Ober- und Unterkiefer exakt übereinander stehen (ein Beckenschiefstand bewirkt über Muskelketten eine Fehlstellung des Unterkiefers gegenüber dem Oberkiefer), ob die Bauchfalte gerade verläuft oder ob die beiden Schultern gleich hoch sind. Schließlich kann er mithilfe einer vertrauten Person (da man bei diesem Test möglichst unbekleidet sein sollte) mittels einer Wasserwaage und eines Lineals überprüfen und nachmessen, ob bei ihm die Pofalten waagerecht zueinander verlaufen.

Eine revolutionäre Therapie-Methode

Wenn der Patient erstmals meine Praxis betritt, kann ich meist schon anhand seiner Körpersprache einen ersten, vorläufigen Befund erstellen. Hat er Probleme beim Gehen, hält er den Hals schief oder sind die Schultern unterschiedlich hoch? Doch allein auf diesen ersten rein optischen Eindruck kann ich mich natürlich nicht verlassen.

1. Schritt: Info über die »Kettenreaktion« bei Beckenschiefstand

Die Krankengeschichte möchte ich zunächst gar nicht erzählt bekommen, weil ich mir vorab selbst ein Bild vom Patienten machen will. Ich erkläre ihm als Erstes die Bedeutung des Beckenrings und erläutere ihm die gravierenden Folgen, die eine Fehlstellung der Beckenschaufel haben kann. Er wird in diesem Zusammenhang etwas über die so genannte anatomische Beinlängendifferenz (angeborener oder durch Störungen beim Wachstum entstandener Längenunterschied der beiden Beine; recht selten, meist problemlos durch eine Schuherhöhung mittels Abrollsohle auszugleichen) sowie über die so genannte funktionelle Beinlängendifferenz (die bei den meisten meiner Patienten vorliegt) bzw. eine Kombination dieser beiden Formen (die Mischform) erfahren. Letztere wird durch den Beckenschiefstand verursacht. Die funktionelle Beinlängendifferenz setzt voraus, dass sich bei einem Unfall eine Beckenschaufel infolge des Aufpralls in einem der beiden so genannten Iliosakralgelenke (mit denen die Beckenschaufeln am Kreuzbein befestigt sind) verdreht hat und in dieser Fehlposition blockiert ist (also nicht mehr in die natürliche Position zurückkippt).

Ich spreche in einem solchen Fall von einer »Beckenverwringung«. Zunächst ist davon das Hüftgelenk betroffen, das an der Beckenschaufel befestigt ist. Sein Ansatzpunkt verschiebt sich nach oben oder unten, je nachdem, ob sich das Iliosakralgelenk nach vorne oben oder nach hinten unten verdreht hat. Die Spiegelsymmetrie der beiden Hüftbeine zur Körperachse ist aufge-

Ist das Becken schief – ist der Mensch schief!

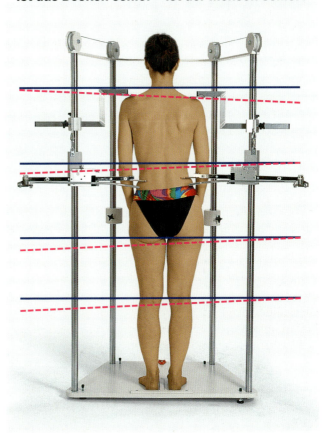

hoben, stattdessen sind ein Beckenschiefstand sowie eine funktionelle Beinlängendifferenz zu konstatieren. Die Beine sind zwar in Wirklichkeit gleich lang, durch den verschobenen Ansatzpunkt des Hüftgelenks scheint aber eines kürzer zu sein. Der Effekt ist leider gravierender, als wären die beiden Beine tatsächlich unterschiedlich lang: Die Wirbelsäule, als nächstes Glied in der körperlichen Reaktionskette, wird sich nach und nach immer mehr seitlich verschieben (was als »Skoliose« bezeichnet wird), um schließlich die Fehlstellung des Beckens auszugleichen.

2. Schritt: Messung der Schiefstellung mit Acromiopelvimeter

Nach diesen Vorabinformationen wird der Patient bei diesem ersten Termin gleich vermessen. Er muss sich zu diesem Zweck in das so genannte Acromiopelvimeter stellen (ein von mir entwickeltes und inzwischen patentiertes Schulter-Becken-Messgerät). Die Höhendifferenzen zwischen den beiden Schulterknochen sowie den beiden Beckenschaufeln werden registriert. Sie dokumentieren zusammen mit aus festen Positionen aufgenommenen Polaroid-Bildern, die mit einem Gitternetz versehen sind (Raster), den Status des Patienten vor Beginn der Behandlung. Besonders am Verlauf der Pofalten-Linie lässt sich der Grad der Beckenschiefstellung ziemlich deutlich erkennen. Sie werden sich sicher noch an den kleinen Test erinnern, den Sie selbst zu Hause machen können. Bei mir wird die Differenz allerdings ganz genau ermittelt.

3. Schritt: Gewichtstest mit zwei Waagen

Weitere nützliche Hilfsmittel zur Befunderhebung sind zwei nebeneinander stehende Waagen, auf die der Patient jeweils einen Fuß setzen muss. Zeigt sich eine Differenz, so ist der Körperschwerpunkt zu einer Seite verschoben. Meist beträgt die Dif-

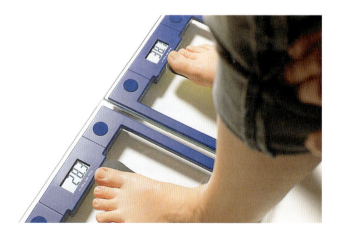

Befunderhebung mit zwei Waagen

ferenz nur ein bis fünf Kilogramm. Bei jedem fünften Patienten aber sind es immerhin sechs bis zehn Kilogramm. Und bei knapp jedem Zehnten liegt die Differenz sogar bei über elf Kilogramm. Woraus sich unschwer ableiten lässt, dass die Körperstatik in diesen Fällen beim besten Willen nicht mehr korrekt sein kann.

4. Schritt: Befunderhebung im Stand und Liegen/Röntgenbilder

Wichtig sind auch Röntgenaufnahmen der Beckenregion am aufrecht stehenden Patienten (viele Patienten bringen mir solche Bilder gleich in meine Bückeburger Praxis mit). Zum Schluss wird der Patient zusätzlich noch im Liegen untersucht, wobei von mir u. a. festgestellt werden kann, ob die Beine ein- oder auswärts gedreht sind oder ob bestimmte Muskelpartien stärker ausgeprägt sind als andere. Denn die bei einem Beckenschiefstand wegen des ständigen Gegensteuerns übermäßig beanspruchten Muskeln werden zwangsläufig wachsen, an Stärke gewinnen, wohingegen die weniger beanspruchten schwächer werden, an Substanz verlieren. Diese verspannten Muskeln verursachen bei den Betroffenen ständige Schmerzen, die schon lange vor dem Auftreten echter, teils irreparabler Schäden an Wirbel-, Hüft- oder Kniegelenken (z. B. Bandscheibenvorfall, Hüftgelenksarthrose oder Schaden des Innen- bzw. Außenmeniskus) zu spüren sind.

5. Schritt: Befund/erste Behandlung (Beckenmobilisierung)

Die Befunderhebung ist damit abgeschlossen. Ich weiß nun ganz genau, ob bei dem Patienten ein Beckenschiefstand vorliegt und um welche der drei Formen es sich handelt. Mit einer einfachen Übung wird als erster Behandlungsschritt das Becken bzw. das Iliosakralgelenk mobilisiert, wodurch in vielen Fällen der Beckenschiefstand auf Anhieb verringert oder sogar ganz korrigiert werden kann. Das Ergebnis wird ebenfalls sofort wieder mittels des Acromiopelvimeters genau festgehalten, gegebenenfalls werden auch nochmals Polaroid-Fotos gemacht.

6. Schritt: Fußauflageflächen mit Einlagen ausgleichen

Jetzt wird noch ein Abdruck vom Gewölbe beider Füße gemacht, auf dessen Basis Einlagen gefertigt werden, um den Füßen des Patienten wieder zwei identische Auflageflächen zu verschaffen. Wenn jemand jahrelang mit einer Fehlstellung seines Beckens herumläuft, hat sich meist auch die Auflagefläche seiner Füße verändert. Die Einlagen sind zwingend nötig, denn ansonsten könnte die gewonnene Symmetrie des Beckenrings immer wieder nach unten wegrutschen. Nun darf der Patient mir endlich ganz ausführlich seine Krankengeschichte schildern.

Überprüfung der Auflagefläche der beiden Füße

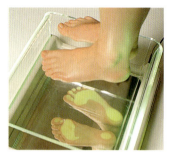

Einlagen zur Wiederherstellung identischer Auflageflächen der beiden Füße

7. Schritt: Fango, Massagen sowie Elektrotherapie

In den folgenden zwei bis drei Wochen, die eine Behandlung bei auswärtigen Patienten in meiner Bückeburger Praxis dauert, wird der Patient mit Wärme in Form von Fangopackungen und Elektrotherapie, Krankengymnastik (teils im warmen Bewegungsbad) sowie Massagen behandelt.

8. Schritt: »regenerative Wirbelsäulengymnastik«

Im Anschluss daran kommen Übungen zur Anwendung, die »regenerative Wirbelsäulengymnastik nach Cross« getauft wurden und eine ganz zentrale Rolle bei meiner Methode spielen. Sie sind speziell auf Menschen zugeschnitten, die mit den Folgen eines gekippten Beckens zu kämpfen haben und dienen dazu, die Gelenke wieder beweglicher zu machen sowie die Symmetrie des Muskelapparats wieder aufzubauen und zu stabilisieren. Ein weiterer wichtiger Aspekt ist nicht zu vergessen: Wenn die Rumpfmuskulatur infolge der Beckenschiefstellung ständig einer einseitigen Mehrbelastung ausgesetzt ist, wird das Gehirn umprogrammiert. Solche Umprogrammierungen können nur durch Wiedererlernen der normalen Bewegungsmuster mittels meiner Wirbelsäulengymnastik rückgängig gemacht werden. Jeder Patient erlernt unter fachkundiger Aufsicht seine persönlichen Übungen, die er nach Ende der Praxis-Besuche zu Hause täglich (mindestens 20 Minuten lang) weitermachen muss – als Voraussetzung für eine erfolgreiche Therapie.

9. Schritt: Kieferfehlstellung durch Zahnarzt beheben

Der ungleiche Muskelzug bei einer durch Beckenschiefstand ausgelösten Skoliose der Wirbelsäule kann auch bewirken, dass sich der Unterkiefer seitlich verschiebt, so dass die Zahnreihen von Ober- und Unterkiefer nicht mehr exakt übereinander stehen – was zu einer ungleichmäßigen Abnutzung der Zähne, zu Entzündungen des Kiefergelenks oder auch zu Schmerzen im Auge, in den Schläfen, um das Ohr oder am Hals führen kann.

Falls bei einem Patienten eine Kieferfehlstellung vorliegt, so bin ich zu deren Behebung auf die Kooperation mit Zahnärzten angewiesen. Denn der seitlich verschobene Unterkiefer wird nach jahre- oder jahrzehntelanger Fehlstellung nicht von alleine wieder in die richtige Lage zurückrutschen. Der Zahnarzt wird eine so ge-

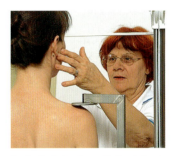

Auch die Zahn- bzw. Kieferstellung wird vorab genau gemessen.

nannte Funktionsschiene anfertigen lassen, um den korrekten Biss wiederherzustellen. Diese Behandlung muss unbedingt erfolgen, weil ein verschobener Unterkiefer nach unten über muskuläre Ketten wirken und dadurch seinerseits die Wirbelsäule bis zur Brustwirbelsäule auch nach Beseitigung des Beckenschiefstandes wieder in eine neue Fehlstellung ziehen kann.

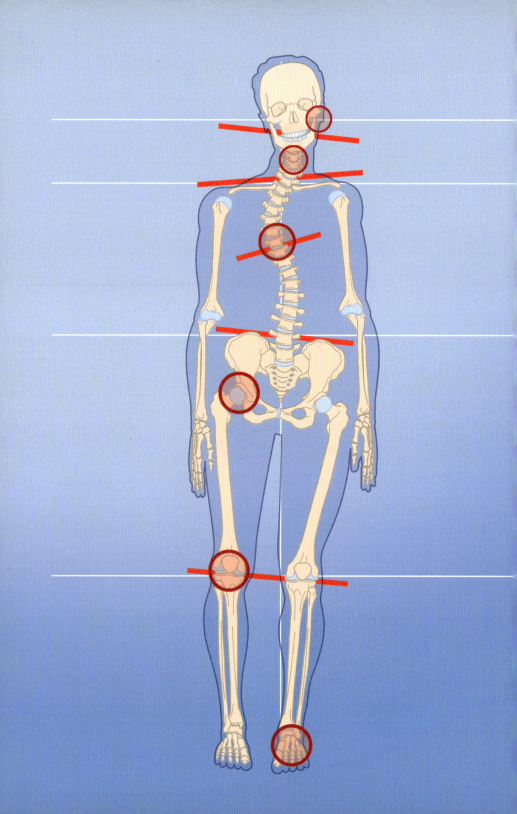

EIN TYPISCHER FALL:
Die Leiden des Markus B.

Ein Beckenschiefstand kann eine fatale gesundheitliche Kettenreaktion auslösen, wie ich Ihnen anhand des jahrzehntelangen Leidensweges von Markus B. veranschaulichen möchte. Sie werden dann sicherlich verstehen, wie wichtig eine möglichst frühzeitige Behebung der Fehlstellung ist. Erste Schmerzen im Knie mit folgender Meniskus-Operation zeigten sich im Alter von 23 Jahren. Die nächsten Leidensstationen waren ein Bandscheibenvorfall mit Lähmungssymptomen, extreme Brust- und Herzschmerzen, taube Finger gepaart mit Schulterschmerzen, Bandscheiben-Vorwölbung im Bereich der Halswirbelsäule sowie Zahnschmerzen infolge einer Unterkiefer-Verschiebung. Nach Beseitigung des Beckenschiefstandes – es waren bei ihm 2,2 Zentimeter – ist Markus B. (heute 58 Jahre alt) beschwerdefrei. Doch je länger ein Beckenschiefstand unbehandelt bleibt, desto mehr Leidenssymptome können auftreten.

EIN TYPISCHER FALL – DIE LEIDEN DES MARKUS B.

Auftakt des Dramas: Knie

Markus B. ist ein sportlicher Mensch. Als die Beschwerden einsetzen – er ist gerade 23 Jahre alt –, hat er bereits zweimal an einem Marathonlauf teilgenommen. Der Leidensweg des jungen Elektrikers beginnt damit, dass sein rechtes Knie häufiger schmerzt, schließlich dick anschwillt. Er geht zum Orthopäden.

Die erste Operation wegen Meniskusschaden
Die Untersuchung ergibt den starken Verdacht auf einen verletzten Innenmeniskus, einem der Stoßdämpfer im Kniegelenk. Markus kommt in die Klinik. Der Meniskus ist an einer Stelle fast komplett gerissen. An mehreren Stellen ist die Knorpelsubstanz bereits marode. Den Riss im Meniskus versorgt der Chirurg mit einer Naht, und er trägt ein wenig Substanz ab, wo der Meniskus bereits gelitten hat.

Bandscheibenvorfall mit Lähmungssymptomen
Drei Jahre danach knicken Markus' Beine einfach weg, als er einen Eimer mit Tapetenkleister hebt. Er kann nicht mehr aufstehen. Drei Stunden später wird er in den OP geschoben. Die Diagnose ist eindeutig: akuter Bandscheibenvorfall in der Lendenwirbelsäule mit Lähmungserscheinungen. Die Bandscheibe ist so unglücklich eingerissen, dass ihr gallertiger Kern austritt und durch Druck auf die Nerven die Beine fast komplett unbrauchbar werden. Die OP gelingt, doch die Lendenwirbelsäule bleibt gefährdet.

Jetzt auch noch das Herz
Als Markus gerade mal 33 Jahre alt ist, verspürt er plötzlich Schmerzen in der Brust, direkt hinter dem Brustbein. Er geht zu einem Arzt für innere Medizin und lässt ein Belastungs-EKG machen. Ohne Befund: Das Herz ist in Topform. Auch weitere Tests ergeben keine Klarheit, gelegentliche Schmerzen bleiben.

Taube Finger und Schulterschmerzen
Im Alter von 48 Jahren beginnt Markus' rechte Schulter zu schmerzen. Mehrere Finger der rechten Hand fühlen sich taub an. Sein Hausarzt weist Markus in die Klinik ein, wo ein Com-

---

Ein typischer Fall – den ersten Schmerzsymptomen wird keine größere Bedeutung beigemessen. Ein anschwellendes Knie ist bei einem Sportler nichts Ungewöhnliches. Zu spät wird ein Meniskusschaden festgestellt, der operativ behoben werden muss.

Als nächstes folgt ein Bandscheibenvorfall in der Lendenwirbelsäule mit Lähmungserscheinungen, auch hier bleibt scheinbar nur der Weg in den OP. Damit nicht genug, stellen sich zu all den Beschwerden auch noch Herz- und Schulterschmerzen ein.

putertomogramm der Halswirbelsäule angefertigt wird. Die Bilder zeigen, dass sich zwei Bandscheiben vorgewölbt haben und auf die Nerven drücken – höchste Alarmstufe, einem weiteren Bandscheibenvorfall vorzubeugen. Markus bekommt daher eine Halskrause, um die Halswirbelsäule gestreckt zu halten und zu stabilisieren. Die Beschwerden lassen erst im Verlauf von Wochen langsam nach.

Zur Stabilisierung der Halswirbelsäule bekommt der ehemalige Sportler eine Halskrause angepasst. Doch damit wird nur ein weiteres Symptom der Erkrankung behandelt, deren Ursache aus einem Beckenschiefstand resultiert.

Ursache aller Leiden: der Beckenschiefstand

Als Rettungsanker auf seinem Leidensweg erweist sich für Markus B. schließlich ein Besuch bei einem neuen Zahnarzt, der bereits zweimal an Fortbildungsveranstaltungen zur Cross-Methode teilgenommen hatte. Nachdem er eine starke seitliche Verschiebung des Unterkiefers festgestellt und sich Markus' Leidensgeschichte genauer hat erzählen lassen, ist der Fall für ihn klar:»Kommen Sie bitte wieder, wenn Ihr Beckenschiefstand beseitigt ist. Dann werde ich auch Ihre Zähne in Ordnung bringen.« Er gibt Markus die Adresse meiner Praxis in Bückeburg (in der Nähe von Hannover).

Markus B. – seit zehn Jahren beschwerdefrei

Meine Befunderhebung zeigt, dass der rechte Beckenkamm bei Markus um fast 2,2 Zentimeter höher steht als der linke – mithin ein extremer Beckenschiefstand vorliegt. Als sein Orthopäde ihm eine Behandlung in meiner Praxis verordnet, macht er für drei Wochen eine Therapie. Markus erweist sich als Musterschüler und macht auch zu Hause täglich seine Übungen. Geheilt ist er bis heute – zehn Jahre später – nicht. Die Abnutzungserscheinungen an seinen Gelenken und Wirbeln lassen sich leider nicht mehr durch die Behandlungen rückgängig machen. Doch er hat seither keine ernsthaften Probleme mehr. Jetzt, da die Ursache allen Übels, der Schiefstand des Beckens, beseitigt ist, läuft er sogar wieder – nicht wie früher Marathon, doch immerhin kann er viermal die Woche ein paar Kilometer locker joggen. Viele meiner Patienten haben ganz ähnliche Leidensgeschichten wie Markus B. hinter sich. Das eigentliche Problem ist, dass heute noch nicht grundsätzlich der anatomische und funktionelle Beckenschiefstand voneinander unterschieden werden – was, letzten Endes, zu den von mir beschriebenen Folgen führen wird.

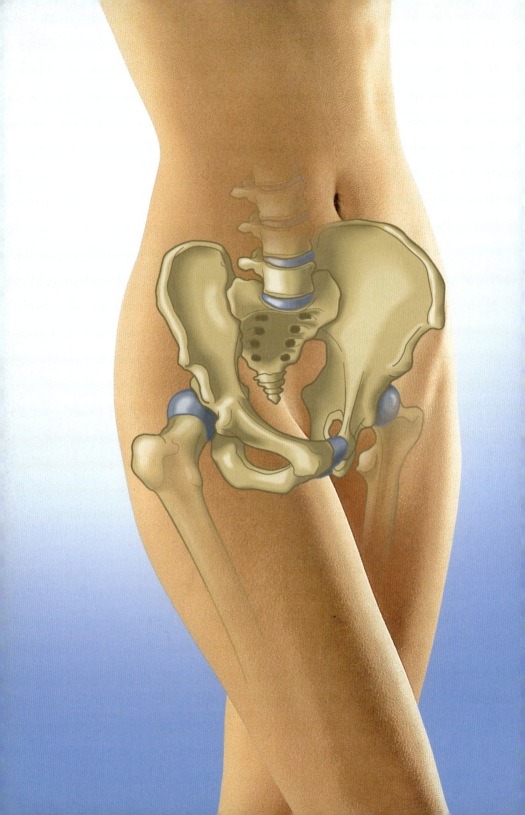

Das Fundament des Körpers
DAS BECKEN
Was alles schief laufen kann

Ein Beispiel von vielen: Anneliese M. war wegen eines Bandscheibenvorfalls operiert worden. Ihr rechtes Hüftgelenk war durch eine Arthrose arg in Mitleidenschaft gezogen – ihr Arzt hatte bereits ein künstliches Gelenk empfohlen. Zudem litt sie unter Knieproblemen und Atembeschwerden. Als Ursache der Beschwerden konnte ich eine Fehlstellung des Beckens ausmachen. Die Behandlung begann vor vier Jahren und dauerte vier Wochen mit intensiven Übungen, Unterwassermassagen und Packungen. Wir haben die Behandlung noch zweimal für je zwei Wochen fortgeführt. Anneliese M. hat seitdem kaum noch Beschwerden. Die Veränderungen im Hüftgelenk sind zwar noch vorhanden. Doch da sie keine Probleme mehr bereiten, ist ein künstliches Hüftgelenk laut ihrem Arzt nun nicht mehr nötig.

DAS BECKEN – WAS ALLES SCHIEF LAUFEN KANN

Aufbau des Beckenrings

Der Beckenring besteht aus drei Knochen: in der Mitte dem Kreuzbein ❹ sowie links und rechts je einer Beckenschaufel ❺ (Ziffern im Text beziehen sich auf die Illustration unten).

Das Kreuzbein ist ein einziger Knochen aus fünf fest miteinander verwachsenen Wirbeln. Wenn wir es von vorn oder hinten betrachten, gleicht es in etwa einem unten spitz zulaufenden Keil. An der Oberseite des Kreuzbeins befindet sich eine Gelenkpfanne, in der die Lendenwirbelsäule ❶ ruht. An den beiden Seiten des Kreuzbeins gibt es ziemlich weit oben jeweils eine weitere Gelenkfläche für die so genannten Iliosakralge-

Der Beckenring wird durch drei Knochen gebildet: dem Kreuzbein sowie links und rechts je einer Beckenschaufel, die am Kreuzbein mittels der so genannten Iliosakralgelenke befestigt sind – die eine zentrale Rolle bei der Entstehung eines Beckenschiefstandes spielen.

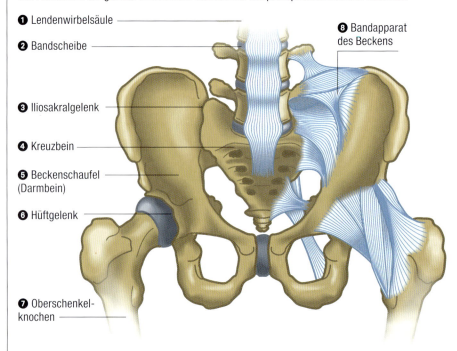

Die Anatomie des Beckenrings

Der Beckenring mit dem Kreuzbein und den beiden seitlich ansetzenden Beckenschaufeln bildet das Fundament der ganzen Wirbelsäule. Das oberste Bauprinzip lautet deshalb: Stabilität.

❶ Lendenwirbelsäule
❷ Bandscheibe
❸ Iliosakralgelenk
❹ Kreuzbein
❺ Beckenschaufel (Darmbein)
❻ Hüftgelenk
❼ Oberschenkelknochen
❽ Bandapparat des Beckens

DAS BECKEN – WAS ALLES SCHIEF LAUFEN KANN

lenke ❸, mit denen die Beckenschaufeln am Kreuzbein befestigt sind. Im Normalfall sind die Beckenschaufeln spiegelsymmetrisch. An ihrer Außenseite verfügen die Beckenschaufeln noch je über eine weitere Gelenkfläche für das Hüftgelenk: Hier findet die Gelenkkugel des Oberschenkelknochens Halt.

Wie stabil ist der Beckenring?

Der Beckenring hat zwei zentrale Funktionen: Er bildet das Fundament für den gesamten Rumpf und dient als Aufhängung für unsere Beine. Er muss deshalb in erster Linie stabil sein.

Betrachtet man ihn genauer, so scheint das eigentlich nicht gewährleistet zu sein: Das Kreuzbein ist wie ein Keil zwischen den beiden Beckenschaufeln eingeklemmt. Und so wie ein Keil bei ausreichendem Druck von oben einen Holzklotz spaltet, müsste der Kreuzbein-Keil die beiden Beckenschaufeln einfach auseinander drücken, wenn wir etwas Schweres tragen.

Unter belastendem Druck rutscht das Kreuzbein ein wenig nach unten, wobei die Bänder zwischen ihm und den Beckenschaufeln maximal gespannt werden.

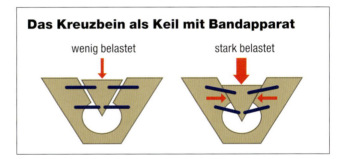

Damit genau das nicht passiert, sind zwischen jeder der Beckenschaufeln und dem Kreuzbein extrem reißfeste Bänder gespannt. Wenn wir etwas Schweres heben, rutscht der Kreuzbein-Keil ein wenig nach unten, so dass die Bänder zwischen den Beckenschaufeln und dem Kreuzbein maximal gespannt werden. Dadurch werden die Gelenkflächen von Beckenschaufeln und Kreuzbein in den Iliosakralgelenken stark gegeneinander gepresst (Illustration oben). Folge: Die Gelenke sitzen in dieser Position fest, der Beckenring bleibt trotz der recht hohen Belastung stabil.

Dadurch werden die Gelenkflächen von Beckenschaufeln und Kreuzbein im Iliosakralgelenk stark gegeneinander gepresst. Das Gelenk sitzt in dieser Position fest, rutscht aber beim Wegfall der Belastung in seine ursprüngliche Position zurück.

29

DAS BECKEN – WAS ALLES SCHIEF LAUFEN KANN

Die Iliosakralgelenke: in der Kindheit sehr beweglich

Wie häufig kommt es vor, dass Kinder beim wilden Toben und erst recht beim Laufenlernen hinfallen? Da macht es schon Sinn, dass die meisten Strukturen im kindlichen Körper weich und nachgiebig sind – was natürlich auch für die Iliosakralgelenke gilt. Sie sind in der Kindheit glatt, gut geschmiert und überaus beweglich. Verrutscht mal eine Beckenschaufel im Iliosakralgelenk, springt sie nach einiger Zeit bei den meisten Kindern wieder in die Normalstellung zurück.

Was aber geschieht beim soeben beschriebenen Verkeilen unter Belastung? Dieser Effekt ist bei Kindern natürlich entsprechend geringer ausgeprägt. Wenn Sie einem kleinen Kind etwas Schweres in die Hände geben, wird es schwanken und das Gewicht fallen lassen. Die Belastung wird also nur kurzfristig vorhanden sein – und der kindliche Körper wiegt ohnehin wesentlich weniger als der eines Erwachsenen. Der Druck auf den Kreuzbein-Keil ist also von vornherein geringer.

Ab der Pubertät ändert sich die Beweglichkeit

Während der Pubertät bilden sich in den Gelenkflächen der Iliosakralgelenke mehr und mehr Rillen sowie Fugen. Dadurch nimmt die Reibung in den Gelenken zu und sie blockieren stärker, wenn der Kreuzbein-Keil von oben belastet wird. Das ist auch gut so. Denn der Körper des jungen Erwachsenen ist normalerweise schlank und leicht. Doch er muss imstande sein, gelegentlich auch schwerere Lasten zu tragen. Die »Anti-Rutsch-Funktion« der Iliosakralgelenke ist jetzt also wichtiger geworden.

Aufrauung der Gelenke beim Älterwerden – kein Verschleiß, sondern Weisheit der Natur

Im Laufe der weiteren Lebensjahre werden die Iliosakralgelenke immer rauer. Mediziner hielten das früher für eine Verschleißerscheinung. Doch seit es Computertomographen gibt, mit denen man in das Gelenk hineinschauen kann, weiß man, dass es sich um eine zweckmäßige Anpassung des Körpers handelt, um zunehmender Belastung durch schwere körperliche Arbeit eine wachsende Stabilität des Beckenrings entgegenzustellen.

Bei Kindern sind die Iliosakralgelenke glatt, gut geschmiert und beweglich. Verrutscht mal eine Beckenschaufel im Iliosakralgelenk, springt sie meist von alleine wieder in die Normalstellung zurück. Ab der Pubertät werden die Iliosakralgelenke rauer und blockieren stärker.

Schwangerschaft macht den Beckenring flexibler

Die hormonellen Umstellungen während der späten Phase der Schwangerschaft machen den Beckenring bei Frauen beweglicher – weil er sich unter der Geburt weiten muss, damit das Kind zwischen den Beckenschaufeln hindurchpasst. Das betrifft besonders die Bänder, die sich hormonell bedingt lockern, aber auch die Iliosakralgelenke, die besser geschmiert werden.

Bei Frauen ist der Beckenring instabiler als bei Männern. Besonders in der Spätphase der Schwangerschaft sorgen hormonelle Umstellungen für gelockerte Bänder und reichlicher geschmierte Iliosakralgelenke.

Zu starke Flexibilität problematisch

Das kann bei hochschwangeren Frauen durchaus zu Problemen führen, da die Iliosakralgelenke leichter verrutschen können. Mediziner sprechen dann von einer so genannten Hypermobilität der Gelenke. Genau deshalb ist es in manchen Kulturkreisen noch üblich, dass Frauen, die sehr schwer arbeiten müssen, ab dem sechsten Schwangerschaftsmonat ein elastisches Korsett tragen. Es stabilisiert den Beckenring bis zur Geburt und vermag Beschwerden zu verhindern oder zumindest zu lindern.

Von Gleichheit keine Spur – bei der Frau sind die Iliosakralgelenke instabiler als beim Mann

Nicht nur während einer Schwangerschaft gibt es im Bereich des Beckens wesentliche Unterschiede zwischen Männern und Frauen. Denn bei Frauen ist die Wölbung des Iliosakralgelenks geringer ausgeprägt als bei Männern. Was zur Folge hat, dass wegen der kleineren Berührungsfläche auch die Haftung geringer ist. Zudem ist die bereits angesprochene Aufrauung der Iliosakralgelenke (auch mit zunehmendem Alter) bei Frauen weniger ausgeprägt als bei Männern, was das weibliche Gelenk insgesamt instabiler macht.

Schiefstand: kleine Ursache, große Wirkung

Lassen Sie uns anhand eines einfachen Bauklotzmodells überlegen, welche Folgen es haben kann, wenn der Beckenring schief steht: Wenn Sie zwei gleich hohe Türme (sie sollen für die Beine

DAS BECKEN – WAS ALLES SCHIEF LAUFEN KANN

stehen) nebeneinander bauen, einen länglichen Klotz quer darüber legen (Beckenring) und auf die Mitte des Verbindungsklotzes einen weiteren Turm (Wirbelsäule) setzen mit einem größeren Klotz (Kopf) als Abschluss, ist alles stabil.

Nun aber sollen Sie die Beintürme leicht unterschiedlich hoch bauen und als Querverbindung wieder den Klotz darauf setzen. Sie müssen schon sehr geschickt sein, wenn Sie als Nächstes den oberen Turm sowie den Kopfklotz aufeinander geschichtet bekommen wollen, ohne dass Ihnen alles zusammenfällt.

Dieses stark vereinfachte Modell unseres tragenden Skeletts macht deutlich, wie sehr die Statik der Wirbelsäule von einer exakt horizontalen Lage des Fundamentes – also des Beckenrings – abhängig ist. Jede Schiefstellung, und sei sie noch so gering, führt zu einer seitlichen Verschiebung der oberen »Bauteile«. Das werden Sie beim Modellversuch mit den unterschiedlich

> Ein Modellversuch mit Bauklötzchen verdeutlicht, wie sehr die **Statik** unserer Wirbelsäule von einer exakt horizontalen **Lage des Beckenrings** abhängig ist.

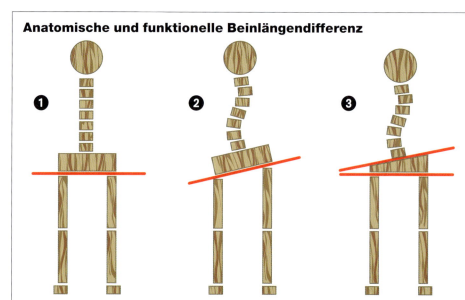

Anatomische und funktionelle Beinlängendifferenz

Links ❶ sehen Sie den symmetrischen Fall: Beine gleich lang, gesunder Beckengürtel, gerade Statik. In der Mitte ❷ hat das Bauklotzmännchen unterschiedlich lange Beine (»anatomische Beinlängendifferenz«). Folge: gestörte Statik oberhalb des Beckens. Und rechts ❸ gleich lange Beine, aber ein gekipptes Becken (»funktionelle Beinlängendifferenz«). Hier leidet die Statik besonders.

DAS BECKEN – WAS ALLES SCHIEF LAUFEN KANN

Der Modellversuch zeigt auch ganz deutlich, dass jede Schiefstellung des Beckenrings zwangsläufig eine seitliche Verschiebung der darauf aufbauenden Wirbelsäule zur Folge hat.

hohen Türmen selbst festgestellt haben. Denn um Standfestigkeit zu gewährleisten, waren Sie gezwungen, die Klötze leicht zur höheren Seite hin zu versetzen.

Es dürfte Ihnen von daher plausibel sein, dass ein schiefes Fundament – sprich ein schief stehender Beckenring – Probleme hervorrufen muss: Unser Körper ist schließlich nicht schief gebaut, sondern absolut symmetrisch. Viele Mediziner halten einen Beckenschiefstand für nicht so problematisch, weil dies vom Körper ausgeglichen wird. Letzteres stimmt, unser Körper ist schließlich recht anpassungsfähig. Nur kann dies zu gravierenden gesundheitlichen Folgeschäden führen.

Die »anatomische Beinlängendifferenz«

Beim gesunden Menschen sind die Beine gleich lang. Das ist bei der so genannten anatomischen Beinlängendifferenz nicht der Fall. Bei ihr ist entweder der Ober- oder der Unterschenkel eines Beines verkürzt. Sie kann angeboren oder durch Wachstumsstörungen entstanden sein.

In unserem mittleren Bauklotzmodell haben wir den Fall mit zwei unterschiedlich langen Beinen simuliert. Wenn sich das bei einem Menschen feststellen lässt, ist entweder der Oberschenkel- oder der Unterschenkelknochen eines Beines um wenige Millimeter bzw. sogar Zentimeter kürzer. Diese so genannte anatomische Beinlängendifferenz liegt nach meinen Erfahrungen aber bei nicht einmal zwei Prozent der Bevölkerung vor.

Ein solcher Längenunterschied kann entweder angeboren oder auf Wachstumsstörungen (z. B. durch Entzündungen) zurückzuführen sein. In beiden Fällen lässt sich die anatomische Beinlängendifferenz meist leicht durch Schuherhöhung mit Abrollsohle (also nicht einem höheren Absatz) ausgleichen. Wenn Sie an unser Bauklotzbeispiel denken: Legen Sie einfach einen schmalen Klotz unter den kürzeren Turm.

Problem: die »funktionelle Beinlängendifferenz«

Um ein Vielfaches häufiger anzutreffen und in der Behandlung auch weitaus aufwändiger als die anatomische ist die so genannte funktionelle Beinlängendifferenz. Und leider ist sie nicht so einfach wie die anatomische durch eine Schuherhöhung

33

DAS BECKEN – WAS ALLES SCHIEF LAUFEN KANN

(oder eine meist recht unproblematische Operation) zu beseitigen. Sie ist oft Folge eines Unfalls (etwa beim Sport oder einem Fehltritt beim Treppensteigen) und entsteht, wenn sich beim Aufprall eine oder sogar beide Beckenschaufeln im Iliosakralgelenk verdrehen – das kann nach hinten oder nach vorne sein.

Ich spreche in solchen Fällen von einer »Beckenverwringung«. Die daraus resultierenden Schmerzen sind leider nur eine Seite der Medaille. Denn anders als bei Kindern und Jugendlichen, bei denen das Iliosakralgelenk noch gut geschmiert und beweglich ist, kippt das Gelenk bei Erwachsenen (besonders etwa ab dem 25. Lebensjahr) oft nicht mehr in seine ursprüngliche Stellung zurück, sondern blockiert in der durch den Aufprall heraufbeschworenen Position. Der Erwachsene wird sich dieser Problematik in der Regel nicht bewusst sein und sich nicht unbedingt direkt in ärztliche Obhut begeben. Deshalb kann wie bei einem Dominospiel eine körperliche Kettenreaktion ausgelöst werden – und zwar in zwei Richtungen, zum einen nach unten zu den Knien, zum anderen nach oben zur Wirbelsäule.

Zunächst ist das Hüftgelenk davon betroffen, das an der Beckenschaufel befestigt ist. Sein Ansatzpunkt verschiebt sich nach oben oder unten, je nachdem, ob sich das Iliosakralgelenk nach vorne oben oder nach hinten unten verdreht hat. Womit wir den Fall einer funktionellen Beinlängendifferenz vorliegen haben. Denn die Spiegelsymmetrie der beiden Hüftbeine zur Körperachse ist aufgehoben und stattdessen ein Beckenschiefstand zu konstatieren, wie wir ihn in der rechten Skizze unseres Bauklötzchenmodells (Seite 32) dargestellt haben. Die Beine (Türme) sind zwar in Wirklichkeit gleich lang, durch den verschobenen Ansatzpunkt des Hüftgelenks scheint eines aber kürzer zu sein. Der Effekt ist leider exakt der gleiche, als wären die Beine tatsächlich unterschiedlich lang: Die Wirbelsäule, als nächstes Glied in der Reaktionskette, wird sich nach und nach immer mehr seitlich verschieben, um schließlich die Fehlstellung des Beckens dadurch auszugleichen.

Leider wird der Unterschied zwischen anatomischer und funktioneller Beinlängendifferenz immer noch viel zu selten erkannt. Das hat fatale Konsequenzen für die Betroffenen, da eine Schuherhöhung bei einer funktionellen Beinlängendifferenz eben keine Lösung ist, sondern sogar schadet.

Weitaus problematischer ist die so genannte funktionelle Beinlängendifferenz. Sie ist meist Folge eines Unfalls und entsteht, wenn sich beim Aufprall eine Beckenschaufel im Iliosakralgelenk verdreht und in dieser Fehlposition blockiert bleibt.

Das Gelenk kippt also nicht mehr in seine ursprüngliche Stellung zurück – was dem Betroffenen in der Regel gar nicht bewusst wird. Der daraus resultierende Schiefstand des Beckens wird eine Kettenreaktion auslösen, zum einen nach unten zu den Knien, zum anderen nach oben zur Wirbelsäule.

DAS BECKEN – WAS ALLES SCHIEF LAUFEN KANN

Lässt sich die Fehlstellung messen?

Um eine funktionelle Beinlängendifferenz objektiv festzustellen, benutze ich ein von mir selbst entwickeltes Messgerät, das so genannte Acromiopelvimeter. Mit seiner Hilfe kann ich den Höhenunterschied der beiden Beckenkämme exakt ermitteln.

Stellen Sie sich bitte einmal gerade hin und fahren Sie mit den Fingern seitlich an Ihren Oberschenkeln nach oben. Sie spüren dann auf jeder Seite einen halbmondförmigen Knochen. Die beiden Beckenschaufeln müssen spiegelsymmetrisch sein. Das ist jedoch nicht der Fall, wenn eine Beckenschaufel gekippt ist.

> Zunächst ist das Hüftgelenk betroffen, das an der Beckenschaufel befestigt ist. Dessen Ansatzpunkt verschiebt sich nach oben oder unten. Womit der Fall einer funktionellen Beinlängendifferenz vorliegt.

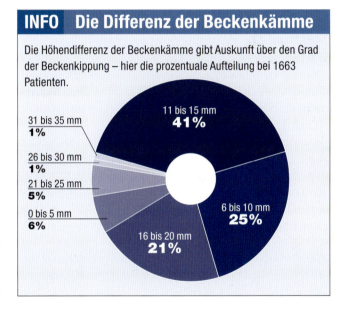

INFO Die Differenz der Beckenkämme

Die Höhendifferenz der Beckenkämme gibt Auskunft über den Grad der Beckenkippung – hier die prozentuale Aufteilung bei 1663 Patienten.

- 31 bis 35 mm: 1%
- 26 bis 30 mm: 1%
- 21 bis 25 mm: 5%
- 0 bis 5 mm: 6%
- 11 bis 15 mm: 41%
- 6 bis 10 mm: 25%
- 16 bis 20 mm: 21%

> Die Beine sind bei der funktionellen Beinlängendifferenz zwar in Wirklichkeit gleich lang, durch den verschobenen Ansatzpunkt des Hüftgelenks erscheint eines aber kürzer. Mit einem speziellen Messgerät lässt sich der Höhenunterschied ganz exakt ermitteln.

Mit dem Acromiopelvimeter – oder nennen wir es zum besseren Verständnis einfach Schulter-Becken-Messgerät – kann ich die Höhe der Beckenkämme vergleichen und die Differenz ablesen. Es wird Sie vielleicht überraschen, aber das Gros meiner Patienten weist bei der Messung eine Höhendifferenz von 11 bis 15 Millimetern auf; bei der nächstgrößten Gruppe beträgt der Unterschied 6 bis 10 Millimeter und bei nur unwesentlich weniger Patienten liegt gar eine Höhendifferenz der Beckenkämme von 16 bis 20 Millimetern vor (siehe Diagramm oben).

DAS BECKEN – WAS ALLES SCHIEF LAUFEN KANN

Erst reagieren die Muskeln, dann auch das Gehirn

Unser Skelett würde für sich genommen zusammenfallen wie eine lose Ansammlung von Knochen. Was es verbindet und ihm die Stabilität verleiht, sind die Muskeln, die über Bänder bzw. Sehnen an den Knochen befestigt sind. Würde Ihnen beispielsweise der Bizeps fehlen, so würde Ihr Unterarm nur schlaff herunterhängen. Ohne die Rückenmuskulatur sähen Sie aus wie eine erschlaffte Gliederpuppe und würden vornübersinken. Unsere Muskeln sind es, die uns in Form halten. Und sie tun es auch dann, wenn es zu Ungleichmäßigkeiten im Skelett kommt.

Die meisten Patienten von Lilo Cross weisen infolge einer funktionellen Beinlängendifferenz einen Höhenunterschied der Beckenkämme von 11 bis 15 Millimeter auf. Bei der nächstgrößeren Gruppe beträgt die Differenz 6 bis 10 Millimeter.

Zum Ausgleich müssen wir uns verbiegen

Was hat das mit meinem Becken zu tun, werden Sie sich vielleicht fragen. Was mit der funktionellen Beinlängendifferenz? Erinnern Sie sich bitte noch einmal an unser zweites Bauklotzbeispiel (Seite 32). Der Körper muss im Lot sein, um richtig zu stehen, zu gehen, zu laufen, zu sitzen. Die Natur hat hierfür die zwei Körperhälften spiegelsymmetrisch angelegt – beide Seiten gleich, Höhen gleich, Muskeln gleich stark.

Ist aber ein Bein scheinbar kürzer, müssen die Muskeln gegensteuern, sonst sähen wir aus wie der schiefe Turm von Pisa – der Kopf säße nicht mehr lotrecht über dem Körperschwerpunkt. Der mittige Körperschwerpunkt muss aber unter allen Umständen erhalten bleiben. Was tut der Körper? Das einzig Mögliche: Er verbiegt sich, indem die Muskeln auf der einen Seite mehr arbeiten, den Rumpf in eine Richtung, Kopf und Schultern in die Gegenrichtung ziehen.

Tagein, tagaus, Jahr für Jahr müssen daher die Muskeln den Beckenschiefstand ausgleichen. Was mit den Muskeln passiert, liegt auf der Hand: Die stärker beanspruchten wachsen, die anderen werden schwächer. Das lässt sich ertasten, messen und oft genug schon mit bloßem Auge erkennen.

Liegt eine funktionelle Beinlängendifferenz vor, wird der Körper sich verbiegen und die Muskeln einseitig gegensteuern lassen, um den mittigen Körperschwerpunkt zu erhalten. Das wird zwangsläufig zu einer Überlastung gewisser Muskelpartien führen.

Speziell die Haltemuskeln müssen sich umstellen

Wir haben aber in unserem Rumpf nicht nur jene Muskeln, die wir bewusst an- und entspannen können, um sie auf Befehl zu drehen und zu beugen. Es gibt darüber hinaus Muskelstränge,

DAS BECKEN – WAS ALLES SCHIEF LAUFEN KANN

die ihre Aufgabe automatisch verrichten – die so genannte autochthone Rückenmuskulatur (siehe Illustration unten).

Diese Muskeln bilden eine Schicht unterhalb der oberflächlichen Muskeln des Rückens. Sie verbinden die Wirbel untereinander, ziehen von der Wirbelsäule zu den Rippen und zum Kopf – kurz: Sie bilden ein Muskelkorsett, das Wirbelsäule, Rumpf und Kopf stabilisiert.

Auch und gerade diese autochthonen Muskeln sind betroffen, wenn der Körper den Beckenschiefstand ausgleichen muss.

Das Muskelkorsett des Rückens

Wenn wir uns strecken, drehen oder bücken, müssen die Wirbel in Positionen gehalten werden, die ihre Funktion gewährleisten. Das besorgt ein enges Korsett von Muskeln, allen voran die so genannten autochthonen Rückenmuskeln.
Die roten Linien zeigen die Ansatzpunkte und den Verlauf der tiefliegenden Muskelschicht. Deutlich zu erkennen ist die enge Verflechtung zwischen den einzelnen Wirbeln und den Rippen.

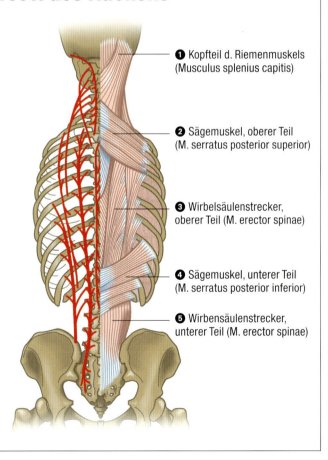

❶ Kopfteil d. Riemenmuskels (Musculus splenius capitis)

❷ Sägemuskel, oberer Teil (M. serratus posterior superior)

❸ Wirbelsäulenstrecker, oberer Teil (M. erector spinae)

❹ Sägemuskel, unterer Teil (M. serratus posterior inferior)

❺ Wirbensäulenstrecker, unterer Teil (M. erector spinae)

DAS BECKEN – WAS ALLES SCHIEF LAUFEN KANN

Sie müssen auf einer Seite gewaltig ziehen – und gewinnen deshalb dort an Stärke –, während sie auf der anderen gedehnt werden und an Substanz verlieren.

Das Gehirn wird umprogrammiert

Betroffen sind jedoch nicht nur die Muskeln, sondern auch das Gehirn. Es gibt ein Krankheitsbild, das im Fachjargon als »fokale Dystonie« bezeichnet wird. Übersetzt bedeutet das: Fehleinstellung der Muskelspannung (Dystonie) in einem eng begrenzten Körpergebiet (fokal). Das erleben beispielsweise Musiker, die ihre Finger häufig und lange auf »unnatürliche« Weise bewegen. Oder auch Menschen, die viel auf der Computertastatur schreiben müssen und dabei ihre Fingermuskulatur ebenfalls überproportional beanspruchen. Nach einer Weile kann es zu Empfindungsstörungen und Krämpfen in den Fingern kommen.

Im Laufe der Jahre entsteht ein Zustand, in dem es noch nicht einmal mehr etwas bringt, wenn der Betroffene die Bewegungen nicht mehr ausführt, weil er zum Beispiel einen anderen Beruf ergriffen hat. Warum ist das so?

Ein Tierversuch liefert die Antwort

Die Antwort hat ein Wissenschaftlerteam der renommierten Universität von Kalifornien in San Francisco erst vor sieben Jahren geliefert. Die Forscher trainierten Affen darauf, bestimmte Greifbewegungen eineinhalb Stunden am Tag ständig zu wiederholen und damit das nachzuahmen, was beispielsweise die Sekretärin am PC tut. Dass sich die Muskeln der betroffenen Finger verstärkten, war zu erwarten. Doch was sich nach 24 Wochen dieses Trainings im Gehirn getan hatte, war verblüffend.

Unser Körper spiegelt sich im Gehirn wider

Affen haben – ebenso wie der Mensch – im Gehirn bestimmte Bereiche, die für die Verarbeitung von Empfindungen aus den Körperarealen zuständig sind. Wissenschaftler nennen so etwas »sensorische Felder«. Es gibt da ein Feld, in dem Informationen aus dem linken Daumen verarbeitet werden, eines für den rechten Daumen, für jeden Finger, für das Gesicht, die Füße …

Besonders die so genannten autochthonen Muskeln sind gefordert beim Ausgleich eines Beckenschiefstands. Sie müssen auf einer Seite gewaltig ziehen und daher an Stärke gewinnen, während sie auf der anderen Seite gedehnt werden und an Substanz verlieren.

Doch nicht nur die Muskeln sind betroffen, wenn der Körper den Beckenschiefstand auszugleichen versucht, sondern auch das Gehirn – das die Fehleinstellung der Muskelspannung speichert und sich dadurch umprogrammiert.

DAS BECKEN – WAS ALLES SCHIEF LAUFEN KANN

Diese Umprogrammierung des Gehirns konnte im Tierversuch nachgewiesen werden. Durch bestimmte Greifbewegungen sollten Affen eine Tätigkeit nachahmen, wie sie beispielsweise eine Sekretärin ständig am PC verrichtet.

Nach Ablauf der 24 Wochen hatten sich die sensorischen Felder der überbeanspruchten Hand im Gehirn verändert. Sie waren größer geworden und überlappten einander teilweise. Was bedeutet das? Dauerhafte Änderungen an den Muskeln spiegeln sich auch ganz direkt im Gehirn wider.

Das Gehirn passt sich Fehlbelastungen an

Bei besagtem Tierversuch hatte also eine Umprogrammierung bestimmter Hirnbereiche stattgefunden. Fatal an der Sache ist, dass sich die Änderungen im Gehirn nicht von allein zurückbilden, sobald die Muskelbelastung nicht mehr da ist.

Warum ich Ihnen das alles so lang und breit erzähle? Ganz einfach. Wenn die Rumpfmuskulatur – inklusive der autochthonen Muskeln – durch die Beckenschiefstellung einseitig einer ständigen Mehrbelastung ausgesetzt ist, wird das Gehirn umprogrammiert. Das ständige Gegensteuern wird zum Normalzustand, nicht nur für die Muskeln, sondern auch für das Gehirn. Und es kommt sogar zu ähnlichen Verkrampfungen wie in den Fingern der Sekretärin. Dies kann im Extremfall zum so genannten Schiefhals (Torticollis spasmodicus) führen (mehr dazu ab Seite 84).

Solche Umprogrammierungen sind nur auf zweierlei Weise rückgängig zu machen. Zum einen muss natürlich die Ursache behoben werden – also die Fehlstellung im Beckenring. Zum anderen aber müssen die normalen Bewegungsmuster unter fachlicher Anleitung wieder neu erlernt werden. Das erfordert Zeit und verlangt viel Durchhaltevermögen vom Patienten.

Wenn also die Rumpfmuskulatur durch die Beckenschiefstellung einseitig einer ständigen Mehrbelastung ausgesetzt ist, wird das Gehirn umprogrammiert. Um dies rückgängig zu machen, muss der Beckenschiefstand behoben und wieder ein normales Bewegungsmuster erlernt werden.

Aufbau der Wirbelsäule

Unsere auf dem Kreuzbein ruhende Wirbelsäule besteht aus 24 beweglichen Wirbeln – sieben Halswirbeln, zwölf Brustwirbeln und fünf Lendenwirbeln. Im Allgemeinen stellen wir uns die Wirbelsäule als einen Turm vor. Das ist so nicht ganz richtig. Denn die Wirbelsäule besteht eigentlich aus zwei Säulen.

Mit Ausnahme des ersten Halswirbels – des Atlas, auf dem der Schädel ruht – haben alle einen so genannten Wirbelkörper. Das ist im Grunde nichts anderes als eine Knochenscheibe, über die – mit den dazwischenliegenden Bandscheiben als Stoßdämp-

DAS BECKEN – WAS ALLES SCHIEF LAUFEN KANN

fern – der Druck von oben nach unten übertragen wird. Die übereinander liegenden Wirbelkörper mit den Bandscheiben bilden die vordere Säule.

Im hinteren Bereich haben wir die zweite Säule, die aus den Wirbelbögen und Wirbelgelenken besteht. An den Wirbelgelenken, ziemlich weit vorn, sitzt der Drehpunkt der Wirbel. Hier wird der Bewegungsspielraum der Wirbelsäule festgelegt, nach vorn, hinten und zu den Seiten. Die Dämpfung der Bewegungen übernehmen hingegen die Bandscheiben der vorderen Säule. Doch sie erhalten Unterstützung. Denn die am hinteren Teil der Wirbelsäule verlaufenden autochthonen Muskeln können gegensteuern und so die Bandscheiben vor Überlastungen bewahren. Im Kanal zwischen den Säulen verlaufen gut geschützt wie in einem Kabeltunnel die Nerven des Rückenmarks.

> Die auf dem Kreuzbein ruhende Wirbelsäule setzt sich aus 24 Wirbeln zusammen. Sie besteht eigentlich aus zwei Säulen, wobei die Wirbelkörper mit den Bandscheiben die vordere Säule bilden, während die hintere Säule von Wirbelbögen und Wirbelgelenken gebildet wird.

Wenn das Rückgrat sich seitlich krümmt

Ich habe bisher stets nur ganz allgemein davon gesprochen, dass sich die Wirbelsäule seitlich verbiegen muss, um die Schiefstellung des Beckens auszugleichen und den Körperschwerpunkt möglichst mittig zu setzen. Das wollen wir uns nun ein wenig genauer anschauen.

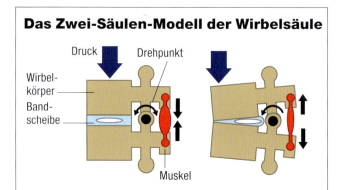

Das Zwei-Säulen-Modell der Wirbelsäule: Vor allem in der vorderen Säule (links) findet über die Bandscheiben die Dämpfung von Bewegungen statt. Die zweite, hintere Säule (rechts) enthält den Drehpunkt. Ganz rechts außen sind die autochthonen Muskeln dargestellt. Sie halten die körperlichen Belastungen erträglich.

DAS BECKEN – WAS ALLES SCHIEF LAUFEN KANN

Wenn die obere Fläche des Kreuzbeins aufgrund einer gekippten Beckenschaufel zur Seite des scheinbar kürzeren Beines geneigt ist, neigt sich auch der direkt angrenzende Wirbel der Lendenwirbelsäule in diese Richtung. Die Muskulatur versucht diese Schiefstellung auszugleichen und zieht die darüber liegenden Wirbel in die Gegenrichtung. Diese Verbiegung zur anderen Seite setzt sich noch ein paar Wirbel weiter fort, bis die Wirbelsäule wieder einen Schlenker zur anderen Seite macht.

Im Fachjargon »Skoliose« genannt

Mediziner bezeichnen eine seitlich gebogene Wirbelsäule als »Skoliose«. Eine Röntgenuntersuchung an 1000 Erwachsenen hat gezeigt, dass lediglich 28 von ihnen eine gerade Wirbelsäule, also keine Skoliose hatten. Das sind erstaunlicherweise weniger als drei Prozent!

Wie die Verbiegung genau aussieht, hängt unter anderem davon ab, wie stark die Beckenschiefstellung ausgeprägt ist und wie lange sie bereits besteht. Für die Behandlung des einzelnen Patienten ist dies natürlich von wesentlicher Bedeutung. Nicht jedoch hier, wo es um Grundsätzliches geht.

> Um die Schiefstellung des Beckens auszugleichen und den Körperschwerpunkt möglichst mittig zu setzen, muss sich die Wirbelsäule seitlich verbiegen. Eine gebogene Wirbelsäule wird im medizinischen Fachjargon als »Skoliose« bezeichnet.

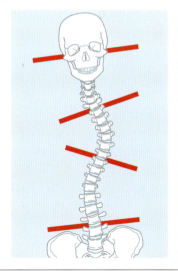

Schiefes Becken, schiefe Wirbelsäule

So sieht eine infolge einer Beckenverwringung seitlich verbogene Wirbelsäule aus. Es erfordert nicht viel Fantasie, um sich vorzustellen, dass dies gravierende Schäden hervorrufen kann.

DAS BECKEN – WAS ALLES SCHIEF LAUFEN KANN

Schmerzen strahlen in bestimmte Hautgebiete

Überall dort, wo die Wirbel nicht horizontal aufeinander liegen, ist die Kraftübertragung von oben nach unten nicht mehr gleichmäßig. Das bedeutet konkret, dass der Druck auf die schräg nach unten weisenden Wirbelgelenke zunimmt, auf die anderen geringer wird. Der Druck an sich bleibt insgesamt gleich hoch. Doch er konzentriert sich nun auf eine bestimmte Fläche und nutzt diese logischerweise stärker ab.

Dadurch kommt es zu Reizungen der schützenden Knorpelschicht der Gelenke und örtlichen Schmerzen, die in bestimmte Hautareale (Dermatome, siehe Illustration unten) ausstrahlen können. Der Arzt kann aus der Lage der Schmerzen bereits auf die jeweils beteiligten Wirbel schließen. Bleibt die Skoliose länger erhalten, so wird die Knorpelmasse fast vollständig zerstört und der Knochen selbst angegriffen. Der Mediziner spricht dann von einer Arthrose der kleinen Wirbelgelenke. Ein solcher Schaden am Knochen ist nicht mehr zu reparieren!

Wo die Wirbel infolge der gebogenen Wirbelsäule nicht mehr horizontal aufeinander liegen, ist die Druckübertragung von oben nach unten nicht mehr gleichmäßig. Es kommt zu Reizungen der schützenden Gelenk-Knorpelschicht und Schmerzen, die in bestimmte Hautareale ausstrahlen.

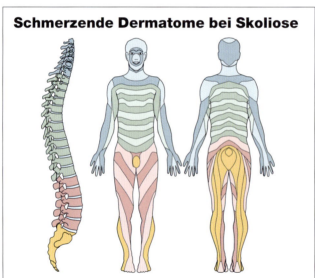

Schmerzende Dermatome bei Skoliose

Anhand der Farben im linken Modell der Wirbelsäule können Sie erkennen, in welche Hautareale die Schmerzen ausstrahlen können. Für den Arzt ein wichtiges Mittel zur Diagnose.

Bleibt die Skoliose länger bestehen, kann die Knorpelmasse fast vollständig zerstört und schließlich der Knochen selbst angegriffen werden. Der Mediziner spricht von einer Arthrose der kleinen Wirbelgelenke.

Die Wirbelsäule als Nervenkanal

An beiden Seiten der Wirbelsäule treten zwischen den Wirbeln die so genannten Spinalnerven des Rückenmarks ein bzw. aus. Über diese Nervenstränge gelangen Impulse aus dem Gehirn in bestimmte Körperbereiche und umgekehrt. In der Illustration auf der folgenden Seite sehen Sie eine Skizze der Wirbelsäule mit den einzelnen Wirbeln sowie ihren jeweiligen medizinischen Bezeichnungen. Dabei steht das »C« für die Halswirbel (Cervix = Hals), das »Th« für die Brustwirbel (Thorax = Brustkorb) und das »L« für die Lendenwirbel (Lumbus = Lende). Jeder Bereich wird Wirbel für Wirbel von oben beginnend durchnummeriert: C 1 bis C 7 sind die sieben Halswirbel und so weiter.

Daneben sind in einer Spalte die Körperbereiche genannt, die bei einem Bandscheibenvorfall von Schmerzen und Lähmungen betroffen sein können. Bei einem Bandscheibenvorfall zwischen dem 4. und 5. Lendenwirbel beispielsweise kommt es zu Schmerzen im Ischiasnerv, bei einem Vorfall am 6. Halswirbel zu Problemen mit Nacken, Schulter und Mandeln etc.

Auch die Bandscheiben leiden

Die ungleiche Druckverteilung wirkt sich auch auf die Bandscheiben aus. Diese »Stoßdämpfer« der Wirbelsäule bestehen aus vielen Lagen von straffen Fasern, die kreisförmig um einen Mittelpunkt angeordnet sind. In diesem Mittelpunkt befindet sich ein gallertiger, also fast flüssiger Kern. Stellen Sie sich eine Bandscheibe einfach als eine Art Wasserkissen vor, das bei Druck zusammengeknautscht wird und bei Entlastung – z. B. im Liegen – seine ursprüngliche Form wieder annimmt. Wenn wir uns bücken, werden die vorderen Teile der Bandscheiben leicht zusammengedrückt und der Gallertkern etwas nach hinten verschoben. Stellen wir uns wieder aufrecht, rutscht der Kern wieder in die Mitte.

Die ungleiche Druckverteilung infolge einer Skoliose wirkt sich auch negativ auf die Bandscheiben aus, die aus vielen Lagen von straffen Fasern gebildet werden und die Stoßdämpfer der Wirbelsäule sind.

Wirbelsäule schief – Bandscheiben gefährdet

Bei einer Skoliose sind manche Bandscheiben ständig auf der einen oder anderen Seite zusammengedrückt. Das hat natürlich Folgen. Hält der Zustand längere Zeit an, gibt es eventuell bereits Vorschäden (z. B. durch Unfälle) und/oder sind die Belastungen (z. B. durch häufiges schweres Heben) besonders groß,

DAS BECKEN – WAS ALLES SCHIEF LAUFEN KANN

Die Wirbelsäule als Nervenbündel

Rechts sehen Sie die gesamte Wirbelsäule mit allen einzelnen Wirbeln sowie den wissenschaftlichen Bezeichnungen. Zu beiden Seiten der Wirbelsäule zweigen zwischen den Wirbeln Nerven ab, die Informationen aus bestimmten Körperteilen über das Rückenmark zum Gehirn leiten bzw. vom Gehirn bestimmte Befehle an die Körperteile weitergeben. Werden diese Nerven durch eine seitliche Abknickung der Wirbelsäule oder gar einen Bandscheibenvorfall eingeklemmt, so kommt es zu Störungen in der Nervenleitung. Das ist etwa so, als würde ein Bagger versehentlich die unterirdisch verlegten Telefonleitungen kappen und ganze Ortschaften nur noch das Gestört-Zeichen bekommen (wenn überhaupt).

In den beiden rechten Spalten neben der Abbildung sehen Sie die von den abzweigenden Nerven versorgten Körperteile sowie die Folgen, die eine Funktionseinschränkung dieser Nerven haben kann.

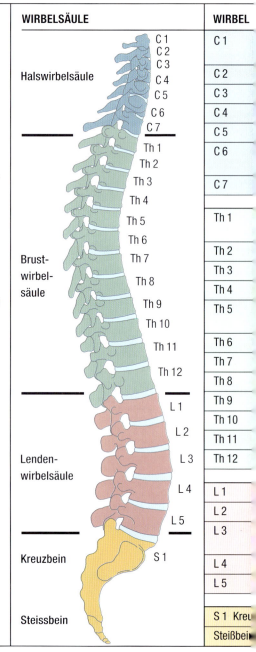

DAS BECKEN – WAS ALLES SCHIEF LAUFEN KANN

VON NERVEN VERSORGTE KÖRPERTEILE	MÖGLICHE FOLGEN
Blutzufuhr zum Gehirn, Innen- und Mittelohr, Hypophyse	Kopfschmerzen, Schlaflosigkeit, psychische Beschwerden, hoher Blutdruck, Müdigkeit, Schwindel
Auge, Gehör, Nebenhöhlen, Zunge	Allergien, Augen- und Ohrenbeschwerden, Nebenhöhlenentz.
Außenohr, Zähne, Trigeminusnerv	Trigeminusneuralgie
Nase, Lippen, Mund	Schwerhörigkeit, Polypen
Stimmbänder, Schlund	Heiserkeit, Stimmbandentzündung
Nacken, Schultern, Mandeln	Schmerzen im Nacken und Oberarm, Entzündung der Halsmandeln
Schilddrüse, Schultergelenke, Ellbogen	Kropfbildung, Tennis-Ellbogen
Unterarme, Hände, Finger, Speiseröhre, Luftröhre	Husten, Atembeschwerden, Schmerzen in den Händen sowie Armen
Herz, Herzklappen, Herzkranzgefäße	Herzbeschwerden
Lunge, Bronchien, Brustkorb	Bronchitis, Asthma
Gallenblase	Gallenbeschwerden, Gürtelrose
Leber, Solar-Plexus (großes Nervengeflecht im Bauchraum), Blut	Kreislaufprobleme, Leberbeschwerden, Blutarmut (Anämie), Arthritis
Magen	Sodbrennen, Magenbeschwerden
Bauchspeicheldrüse, Zwölffingerdarm	Diabetes, Magengeschwür
Milz, Zwerchfell	Immunschwäche
Nebennieren	Allergien, Ekzeme
Nieren	Nierenbeschwerden, Müdigkeit, Arterienverkalkung
Harnwege	Ekzeme
Dünndarm, Eileiter, Lymphsystem	Rheuma, Blähungen, Unfruchtbarkeit
Dickdarm, Leisten	Verstopfung, Entzündung der Darmschleimhaut
Blinddarm, Oberschenkel	Blinddarmentzündung, Krampfadern
Eierstöcke, Hoden, Gebärmutter, Harnblase, Knie	Menstruationsbeschwerden, Impotenz
Prostata, Ischiasnerv	Reizung des Ischiasnervs, Hexenschuss
Unterschenkel, Knöchel, Füße, Zehen	Mangeldurchblutung der Beine, Wadenkrämpfe
Hüftgelenke, Gesäß	Beschwerden im Kreuzbein- und Beckengebiet
Mastdarm, After	Hämorrhoiden, Steißbeinschmerzen

DAS BECKEN – WAS ALLES SCHIEF LAUFEN KANN

so verliert der Faserring irgendwann seine Festigkeit und gibt nach. Er kann sich dann seitlich ausdehnen oder vorwölben (Bandscheibenvorwölbung) und auf die zwischen den Wirbeln austretenden Nerven drücken. In solch einem Fall spricht der Mediziner von einer Protrusion. Meist sind zunächst »nur« Schmerzen im Bereich der Wirbelsäule die Folge.

Bandscheibenvorfall – der Super-GAU im Rücken

Bei einem Bandscheibenvorfall, medizinisch »Prolaps« genannt, ist der Faserring eingerissen und ein Teil des Gallertkerns an dieser Stelle ausgetreten. Er kann auf die Nerven drücken bzw. sie abklemmen. Die Folgen: starke Schmerzen, die mit Muskelverhärtungen, manchmal Lähmungen einhergehen.

Die Nerven sind dabei vergleichbar mit einem Gartenschlauch, mit dem Sie Ihre Blumen gießen wollen. Wenn sich jemand darauf stellt, kommt kein Wasser, die Blumen vertrocknen. Die Nerven leiten natürlich kein Wasser, sondern Energie in Form von elektrischen Impulsen. Wird diese energetische Versorgung unterbrochen oder auch nur gestört, können die Mus-

Bei einer Skoliose sind die Bandscheiben ständig auf der einen oder anderen Seite zusammengedrückt. Hält dieser Zustand länger an, so verliert der Faserring seine Festigkeit, kann sich seitlich ausdehnen und auf die zwischen den Wirbeln austretenden Nerven drücken.

Was mit den Bandscheiben passiert

Eine gesunde Bandscheibe ist höchst flexibel. Wird sie spröde, kann sie sich verformen (Protrusion) oder reißen (Prolaps).

❶ Wirbelkörper
❷ gesunde Bandscheibe
❸ Bandscheibenvorwölbung (Protrusion)
❹ Bandscheibenvorfall (Prolaps)
❺ Nerven

Noch weitaus größere Schmerzen kann der Bandscheibenvorfall verursachen Bei ihm ist der Faserring eingerissen und ein Teil des gallertigen Bandscheibenkerns ausgetreten. Diese Masse drückt auf die Nerven und kann sie abklemmen.

keln nicht mehr ausreichend mit Nervensignalen versorgt werden – es kommt in diesem Fall zu mehr oder weniger starken Muskelschwächen. Und in der Gegenrichtung werden keine Sinnesreize mehr an das Gehirn geschickt – das betroffene Gebiet fühlt sich taub an.

Schäden für Knie- und Hüftgelenk gleichsam vorprogrammiert

Die Ausgangssituation: Die Beine erscheinen aufgrund der Schiefstellung im Beckenring unterschiedlich lang. Damit wir trotzdem sicher stehen und gehen können, dürfen die Beine nicht mehr symmetrisch arbeiten. Das scheinbar kürzere stellt sich mehr in die Mitte, das scheinbar längere weiter nach außen. Dadurch wird zunächst das Hüftgelenk ungleichmäßig belastet und daher schneller abgenutzt. Ähnliches gilt für das Kniegelenk: Auch hier stimmen die Druckverhältnisse nicht mehr, so dass die belastungsbedingte Abnutzung entsprechend asymmetrisch ausfällt.

Um Knie- und Hüftgelenksschäden zu verhindern, muss die Kippstellung des Beckens möglichst frühzeitig behoben werden. Anschließend müssen Gehirn und Muskeln wieder die normalen Bewegungsabläufe erlernen.

Die Fehlstellung muss beseitigt werden

Schäden an beiden Gelenken sind somit gleichsam programmiert. Es ist nur eine Frage der Zeit, bis sie auftreten. Die einzige Möglichkeit, solche Schäden zu verhindern, besteht darin, die Ursache zu beseitigen und die Bewegungsabläufe neu zu erlernen. Mit anderen Worten: Zuerst muss die Kippstellung der Beckenschaufel beseitigt werden. Dann – und das ist der langwierigere Teil – müssen Gehirn und Muskeln die normalen Bewegungsabläufe wieder einüben. Denn das Beseitigen der Fehlstellung allein bringt gar nichts. Binnen weniger Stunden oder Tage hätten die Muskeln alles wieder in die Fehlstellung gezogen. Wie sich all dies bewerkstelligen lässt, erfahren Sie im Kapitel »Die Cross-Methode« ab Seite 104.

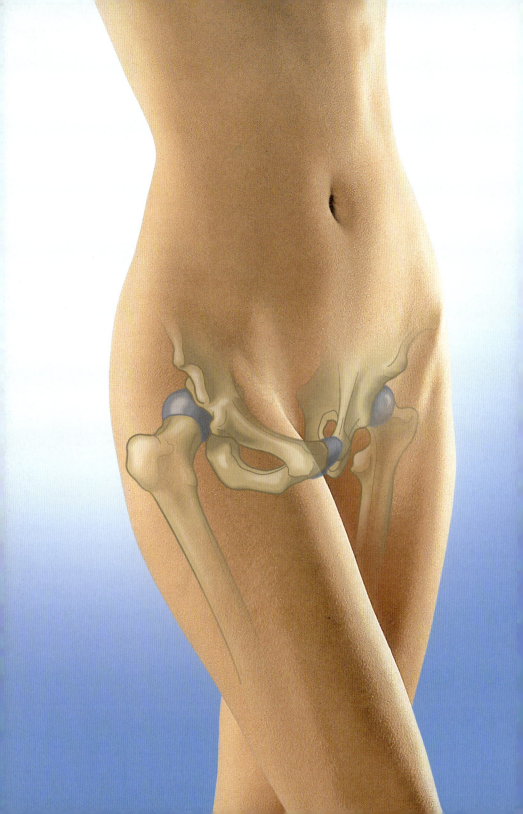

Der Schwerstarbeiter des Körpers
DAS HÜFT-GELENK

Wie Arthrose entstehen kann

Ein weiteres Beispiel aus meiner Praxis: Mareike L. kam vor zwei Jahren mit einer Gehhilfe zu mir. Vor allem ihr linkes Hüftgelenk bereitete ihr große Schmerzen und war stark in seiner Beweglichkeit eingeschränkt. Auf dem Röntgenbild zeigten sich bereits erhebliche Veränderungen im Gelenk. Von frühester Jugend an hatte die Lebensmittelchemikerin Hockey gespielt. Weil die rechte Beckenschaufel der Patientin gekippt war, hatte die sportliche Belastung zu den frühen Veränderungen geführt. Seit Behandlung der Fehlstellung und nach mehreren Wochen intensiver Physiotherapie kann Mareike L. sich wieder ohne Gehhilfe weitgehend normal bewegen. Wegen der bereits vorhandenen Abnutzungen im Gelenk muss sie jedoch auf das Hockeyspielen verzichten.

DAS HÜFTGELENK – WIE ARTHROSE ENTSTEHEN KANN

Die Hüftgelenke stehen unter Dauerstress

Unsere Hüftgelenke sind neben den Kniegelenken die am stärksten belasteten Gelenke unseres Körpers. Schon beim normalen Gehen lastet auf ihnen das 2,5- bis 5-fache des Körpergewichts – bei einem 70 Kilogramm schweren Menschen wären das also 175 bis 350 Kilogramm. Die Oberschenkelknochen, in unserem Körper die Spitzenreiter in Sachen Belastbarkeit, können gar stolze 1.600 Kilogramm tragen.

Doch selbst die stärksten Strukturen können auf Dauer nicht halten, wenn sie ständig überlastet werden. Das macht sich bei Fehlstellungen im Beckenring ganz besonders am Hüftgelenk bemerkbar.

Wie sind die Gelenke aufgebaut?

Das Hüftgelenk besteht aus der halbkugelförmigen Gelenkpfanne an der Beckenschaufel und dem Oberschenkelkopf, der wie eine Kugel geformt ist. Wenn Sie eine Hand so öffnen, als wollten Sie einen Tennisball umfassen, und die andere Hand zur Faust geballt in die geöffnete Hand legen, haben Sie ein wunderschön anschauliches Beispiel für das Hüftgelenk.

Dabei wird die Kugel des Oberschenkelkopfes sogar zu mehr als 50 Prozent von der Gelenkpfanne umschlossen. Das ist bei diesem Gelenk auch zwingend notwendig, um die einwirkenden enormen Kräfte aufzufangen. Beim Gehen, Laufen oder Springen werden hier Kräfte wirksam, die das Körpergewicht um ein Vielfaches übersteigen.

> Die Hüftgelenke haben enorme Lasten zu tragen – schon beim Gehen bis zum Fünffachen des Körpergewichts. Die nötige Stabilität verleihen ihnen starke Bänder und kräftige Muskeln.

Von starken Bändern umhüllt

Wäre das Hüftgelenk in Sachen Stabilität aber nur auf seine knochigen Bestandteile angewiesen, müssten wir uns ständig so kerzengerade halten, als ob wir ein randvoll gefülltes Wassergefäß auf dem Kopf tragen würden. Täten wir es nämlich nicht, so würde unser Oberkörper einfach nach vorn oder hinten klappen – eine Kugel kann sich nun einmal nach allen Seiten problemlos drehen.

DAS HÜFTGELENK – WIE ARTHROSE ENTSTEHEN KANN

Die Anatomie des Hüftgelenks

Die Pfanne des Hüftgelenks ❹ sitzt an der Beckenschaufel ❶. In der Pfanne ruht der kugelförmige Gelenkkopf ❺ am oberen Ende des Oberschenkelhalses ❻. Das gesamte Hüftgelenk ist von starken Bändern ❷ umgeben, die gemeinsam mit den Muskeln das Gelenk stabilisieren.

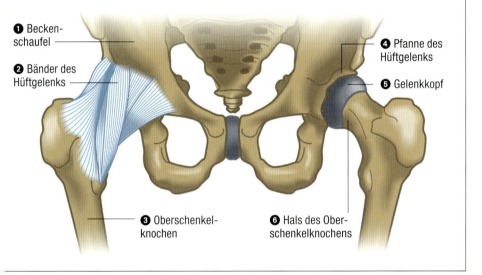

❶ Beckenschaufel
❷ Bänder des Hüftgelenks
❸ Oberschenkelknochen
❹ Pfanne des Hüftgelenks
❺ Gelenkkopf
❻ Hals des Oberschenkelknochens

Das gesamte Hüftgelenk ist deshalb von extrem starken und straffen Bändern umschlossen, die auf der einen Seite an der Beckenschaufel, auf der anderen Seite am Oberschenkelknochen festgewachsen sind.

Muskeln geben zusätzlichen Halt

Über das Hüftgelenk als Drehpunkt zieht auch eine ganze Reihe von außerordentlich kräftigen Muskeln. Die meisten von ihnen haben ihren Ursprung an der Beckenschaufel. Die unteren Ansatzpunkte sind je nach dem günstigsten Hebelwinkel über den ganzen Oberschenkelknochen verteilt und befinden sich teils sogar am Unterschenkelknochen. Sie geben dem Hüftgelenk nicht nur zusätzliche Stabilität, sondern sorgen vor allem dafür, dass wir gehen, stehen, laufen und springen können. Sind sie schwach, leidet zwangsläufig auch das Hüftgelenk.

DAS HÜFTGELENK – WIE ARTHROSE ENTSTEHEN KANN

Unwucht macht die Hüfte kaputt

Wenn aber die Statik des Körpers aufgrund einer Fehlstellung im Beckenring nicht mehr stimmt, müssen die Muskeln dies auszugleichen versuchen. Das schafft Probleme: Es gelingt ihnen zwar, Bewegungen wie Gehen und Laufen zu bewerkstelligen. Doch sie müssen dabei asymmetrisch arbeiten, was zu ungleichmäßigen Belastungen nicht nur der Muskulatur, sondern auch des Bandapparats und – mit besonders schweren Folgen – der Hüftgelenke führt. Das ist ähnlich wie bei nicht ordnungsgemäß ausgewuchteten Autoreifen: Man wird schnell neue benötigen, da sie ungleichmäßig abgefahren werden.

Gelenkblockierung und ihre Folgen

Angenommen, bei einem Sportunfall verkeilt sich infolge eines Sturzes die Beckenschaufel einer Seite mit dem Kreuzbein im Iliosakralgelenk. Dann sind die Aufhängungspunkte der Oberschenkel an der Beckenschaufel unterschiedlich hoch und das Bein der verkeilten Beckenschaufel erscheint kürzer. Dies ist der klassische Fall einer funktionellen Beinlängendifferenz. Die schlimmsten Folgen des daraus resultierenden Beckenschiefstandes zeigen sich am Hüftgelenk selbst. Denn auf der Seite des länger erscheinenden Beines rückt der Drehpunkt im Hüftgelenk weiter nach außen. Das ist aber auf Dauer tödlich für das Gelenk, da aufgrund dieser Fehlstellung an der Berührungsfläche der Druck pro Quadratzentimeter ansteigt. Diese Fläche wird also stärker belastet, es entwickelt sich mit der Zeit eine Arthrose des Hüftgelenks (medizinisch: Coxarthrose).

> Beckenschiefstand führt zu einer ungleichmäßigen Belastung des Hüftgelenks. Dadurch kann sich eine Arthrose ausbilden, bei der zunächst der Gelenkknorpel abgenutzt wird und später die gesamte Knorpelschicht verschwinden kann.

Was ist eine Arthrose?

Lassen Sie uns zunächst einmal in das Gelenk hineinschauen. Wir betrachten hier stellvertretend zwar das Hüftgelenk. Doch das alles gilt prinzipiell auch für die anderen Gelenke. Sowohl die knochige Kugel des Oberschenkelkopfes als auch die Hüftgelenkspfanne sind mit einer Knorpelschicht überzogen, die zum einen das Gleiten erleichtert und zum anderen den Knochen selbst vor Schäden durch Abrieb bewahrt.

DAS HÜFTGELENK – WIE ARTHROSE ENTSTEHEN KANN

Knorpel will geschmiert werden

Der Knorpel besitzt keine eigene Blutversorgung, muss aber dennoch ausreichend Nährstoffe bekommen und Schlacken abführen können. Das erledigt die so genannte Gelenkschmiere, eine Flüssigkeit, die sich in der Gelenkhöhle zwischen den beiden Knorpelflächen befindet. Aus dem Blut gelangen Nährstoffe zuerst in die Gelenkschmiere und von dort dann zum Knorpel. Schlackenstoffe aus der Knorpelschicht gehen zunächst in die Gelenkschmiere über und werden von dort aus mit dem Blut abtransportiert. Damit dieser Austausch funktioniert, muss sich das Gelenk bewegen, denn es gibt dafür keine »Gelenkschmier-Pumpe«.

Stadien der Arthrose

Alles beginnt damit, dass der Knorpel nach und nach abgenutzt wird: Zuerst bilden sich Einrisse. Dann lösen sich kleine Knorpelplatten ab. Schließlich liegen ganze Teile des Knochens blank, bis zum Schluss fast die gesamte Knorpelschicht fehlt.

Beim Jugendlichen ist der Gelenkknorpel noch bläulich, glatt und glänzend. Im Laufe des Abnutzungsprozesses wird er beim Erwachsenen dagegen mehr und mehr zu einem matt-gelblichen, rauen und rissigen Etwas, das seine Funktion – Minderung des Reibungswiderstands im Gelenk und Schutz der Knochensubstanz vor Stößen und Abrieb – nur noch unzureichend bis gar nicht mehr erfüllen kann.

Das Gelenk versucht sich selbst zu reparieren

Im weiteren Verlauf versucht das Gelenk sich selbst zu reparieren. Es bildet vermehrt eine härtere Knochensubstanz, die jedoch weniger elastisch ist als normaler Knochen und zudem ziemlich leicht splittert. Oft entwickeln sich am Knochen auch so genannte Osteophyten (Knochengewächse). Diese zusätzliche Knochensubstanz hat zum Ziel, die Auflagefläche des Gelenks zu vergrößern, so dass sich ein regelrechter Wulst um das Gelenk herum bildet. Letztlich erweisen sich solche Reparaturversuche des Gelenks eher als schädlich, da sie die Beweglichkeit noch stärker einschränken und damit zur so genannten Aktivierung der Arthrose führen.

Als Ausgleich für die abnehmende Knorpelschicht versucht sich das Gelenk selbst zu helfen durch den Aufbau einer zusätzlichen Knochensubstanz. Doch dadurch wird die Beweglichkeit des Gelenks weiter eingeschränkt und die Arthrose richtig aktiviert.

DAS HÜFTGELENK – WIE ARTHROSE ENTSTEHEN KANN

Wenn die Arthrose aktiviert wird

Aktivierung bedeutet, dass sich die Gelenkinnenhaut aufgrund der Überbeanspruchung entzündet. Es zeigen sich dann die typischen Entzündungssymptome: Schmerzen, Schwellung, Erwärmung und Bewegungsunfähigkeit. In jedem Fall muss die Entzündung so schnell wie möglich gestoppt werden. Denn der entzündliche Prozess beschleunigt den Abbau noch zusätzlich. Bei einer Gelenkentzündung kommt zu dem mechanischen Abrieb von Knorpel und Knochen noch so etwas wie eine Selbstzerstörung hinzu: Im Gelenk werden Enzyme freigesetzt, die den Knorpel auflösen und die Gelenkinnenhaut noch mehr reizen.

Ersatzknorpel taugt nichts

Um den Arthroseprozess und den Ernst der Lage zu verstehen, sollte man bedenken, dass Knorpelzellen etwa ab dem 20. Lebensjahr nicht mehr in ausreichender Menge und vor allem nicht in hinreichender Qualität nachwachsen. Im Verlaufe der Arthrose und mit zunehmender Vernichtung des ursprünglichen Knorpelgewebes wird zwar immer wieder eine Ersatzsubstanz gebildet: Dieser »Faserknorpel« enthält aber deutlich weniger Wasser als der Ursprungsknorpel und bietet deshalb erheblich weniger Schutz und Dämpfung für den Knochen.

Bei einer aktivierten Arthrose entzündet sich die Gelenkinnenhaut, wodurch zum mechanischen Abrieb von Knorpel und Knochen noch eine Selbstzerstörung des Knorpels durch eigene Enzyme hinzukommt.

Ohne Bewegung stirbt das Gelenk

Es gilt also, so viel ursprüngliche Knorpelsubstanz zu erhalten wie möglich. Das ist aber nicht so einfach, weil eine aktivierte Arthrose eine Kettenreaktion startet. Die Entzündung löst Schmerzen aus, die wiederum verhindern, dass der Betroffene das Gelenk bewegt. Dadurch wird das Knorpelgewebe schlechter mit Nährstoffen versorgt und obendrein von Enzymen angegriffen. Sorgt man nicht schnell genug wieder für Bewegung, wird auch nach Abklingen der Entzündung weiterhin Knorpel durch unzureichende Nährstoffzufuhr vernichtet. Die nächste Aktivierung kommt dann noch früher.

Auch die Muskeln verkümmern

Die Schonhaltung wirkt sich auch noch auf anderem Wege verhängnisvoll auf den Verlauf der Arthrose aus – über die Muskeln. Werden diese nicht bewegt, bauen sie sehr schnell Substanz

DAS HÜFTGELENK – WIE ARTHROSE ENTSTEHEN KANN

Die Schonung des entzündeten Gelenks kann das Knorpelgewebe zusätzlich vernichten, da bei fehlender Bewegung die Nährstoffzufuhr nicht ausreicht. Und auch die umgebenden Muskeln bauen bei fehlender Bewegung Substanz ab.

ab. Das weiß jeder, der mal einige Zeit einen Gips tragen musste. Wird das arthrotische Gelenk nicht bewegt, so verkümmern auch die Muskeln, die das Gelenk stabilisieren sollen. Folge: Der Abbau von Knorpel und am Ende sogar von Knochen wird beschleunigt, die Körperfehlhaltung weiter verstärkt.

INFO Arthrose in Fakten und Zahlen

Arthrosen gehören zu den häufigsten chronischen Erkrankungen. Das Hüftgelenk steht dabei nach den Fingergelenken und dem Kniegelenk an dritter Stelle bezogen auf die Arthrosehäufigkeit.

- Etwa fünf Millionen Deutsche leiden daran.
- Im Alter von 40 bis 49 ist etwa jeder Zwanzigste betroffen, mit 50 bis 59 jeder Zehnte und zwischen 60 und 69 bereits jeder Vierte.
- Pro Jahr gibt es etwa 230.000 Krankenhaus-Einweisungen wegen Arthrosen.
- Das entspricht 4,4 Millionen Krankenhaustagen.
- Bei rund zwei Dritteln der Krankenhausaufenthalte geht es um eine Operation wegen einer Arthrose.
- Pro Jahr werden in Deutschland etwa 200.000 künstliche Hüftgelenke eingesetzt.
- Jeder Hundertste stirbt im Verlauf der ersten 30 Tage nach der OP. Bei Hochbetagten liegt die Sterberate sogar bei acht Prozent.
- Die Kosten für Arthrosen belaufen sich auf knapp sechs Milliarden Euro jährlich.
- Arthrosen verursachen jährlich acht Millionen Arbeitsunfähigkeitsfälle und 18.000 Frühverrentungen.

Die Therapie der Arthrose

Eine fortgeschrittene Arthrose ist nicht heilbar. Denn verloren gegangenes Knorpel- und Knochengewebe lässt sich nicht zurückgewinnen. Die Behandlungsmethoden beschränken sich deshalb zur Zeit noch überwiegend auf die Verabreichung von Medikamenten zur Beseitigung der Entzündung und Schmerzen sowie zahlreiche Verfahren, die die Beschwerden lindern und die Beweglichkeit des Gelenks erhalten oder zumindest wiederherstellen sollen.

DAS HÜFTGELENK – WIE ARTHROSE ENTSTEHEN KANN

Hoffnung durch Kunststoff-Knorpel

Es gibt für die Zukunft jedoch Hoffnung, zerstörtes Knorpelgewebe ersetzen zu können. Zum einen durch künstlichen Knorpel, der aus einem wasserspeichernden Kunststoff besteht. Ein solcher Knorpelersatz (SaluCartilage™) wurde in Hannover kürzlich erstmals erfolgreich bei zwei Patienten eingepflanzt. Zum anderen durch die Züchtung von körpereigenem Knorpel im Reagenzglas, ein Verfahren, das jedoch noch nicht einsatzbereit ist.

200.000 künstliche Hüftgelenke pro Jahr

Etwa 200.000 Menschen bekommen in Deutschland pro Jahr ein künstliches Hüftgelenk eingesetzt – oftmals die letzte Möglichkeit vor der völligen Versteifung des Gelenks oder gar dem Rollstuhl. Ein vollwertiger Ersatz für ein gesundes Hüftgelenk kann es jedoch nicht sein. Zudem kommen derzeit auf zehn neu eingesetzte Prothesen ein bis zwei Austauschprothesen. Der Grund: Die künstlichen Hüftgelenke können sich lockern, da sowohl der Band- als auch der Muskelapparat nach der OP geschwächt sind. Außerdem können bei der Implantation schwer beherrschbare Infektionen auftreten.

> Bislang gilt eine fortgeschrittene Arthrose als unheilbar, weil abgebautes Knorpel- und Knochengewebe nicht regeneriert werden kann. So bleibt im Wesentlichen nur die Behandlung mit Medikamenten, um Entzündung und Schmerzen zu bekämpfen.

Wie kann ich wirksam vorbeugen?

Es ist wie bei jeder Krankheit: Am besten sollte man die Ursache(n) beseitigen. Und das ist nun einmal in den meisten Fällen von Arthrosen eine Überlastung bzw. Fehlbelastung. Ich habe versucht Ihnen klar zu machen, dass oft eine gekippte Beckenschaufel und die dadurch bedingte extreme Fehlbelastung des Hüftgelenks die Ursache ist.

Die meisten meiner Patienten mit einer solchen Beckenverwringung klagen neben anderen Beschwerden am Bewegungsapparat auch über Beschwerden im Hüftgelenk. Oftmals ist die Arthrose noch nicht ausgebrochen, also noch nicht aktiviert, aber im Röntgenbild nahezu immer bereits festzustellen.

Machen Sie den Test!

Wenn Sie also wirklich die Ursachen beseitigen wollen, so muss zunächst einmal grundlegend geklärt werden, ob möglicher-

> Neue Hoffnung für Patienten mit einer fortgeschrittenen Arthrose bietet der Einsatz von Kunststoff-Knorpel. Noch in der Entwicklung ist die Züchtung von körpereigenem Knorpel im Reagenzglas.

DAS HÜFTGELENK – WIE ARTHROSE ENTSTEHEN KANN

weise auch bei Ihnen eine solche so genannte Beckenverwringung bzw. eine gekippte Beckenschaufel vorhanden ist. Erste Anhaltspunkte können Ihnen hier meine einfachen Tests ab der Seite 99 geben.

Sollte es sich erweisen – was natürlich fachkundig abgesichert werden muss –, dass Sie tatsächlich von einer Verwringung betroffen sind, so lässt sich die Blockierung in der Regel mit einigen wenigen Bewegungen beseitigen. Doch auch danach ist noch viel Arbeit nötig, um das Ergebnis zu stabilisieren – ansonsten ist nichts gewonnen.

Darüber hinaus möchte ich Ihnen gerne noch einige allgemein nützliche Ratschläge im folgenden Tipp-Kasten geben. Diese können Ihnen helfen, weitere Risikofaktoren für Arthrosen zu minimieren bzw. auszuschalten.

> **In den meisten Fällen ist eine Fehlbelastung des Hüftgelenks die Ursache für eine Arthrose. Und diese Fehlbelastung ist häufig Folge eines Beckenschiefstandes, der möglichst vor Aktivierung der Arthrose behandelt werden sollte.**

TIPP So verringern Sie Ihr Risiko

Unser moderner Lebensstil ist alles andere als gesundheitsfördernd. Das zeigt sich nicht nur in der hohen Rate von Herz-Kreislauf-Erkrankungen, sondern auch am Auftreten von Arthrosen.

- Bewegen Sie sich! Denn Gelenke, die rasten, rosten auf äußerst unangenehme Weise. Liegen bereits arthrotische Veränderungen vor, sollten Sie aber Sportarten mit hoher Belastung wie Skiabfahrtslauf oder Gewichtheben meiden.

- Ernähren Sie sich ausgewogen und mit ausreichend Vitaminen und Mineralien. Ihr gesamter Körper braucht das – auch Ihre Gelenke.

- Wenn Sie Übergewicht haben, sollten Sie es unbedingt reduzieren. Es liegt auf der Hand, dass jedes Kilo zu viel auch die Gelenke mehr belastet.

- Hören Sie auf zu rauchen. Es ist statistisch nachgewiesen, dass das Rauchen einen zusätzlichen Risikofaktor für die Entstehung einer Arthrose bedeutet.

- Nehmen Sie täglich ausreichend Milch sowie Milch- bzw. Sojaprodukte zu sich und bewegen Sie sich täglich mindestens eine halbe Stunde im Tageslicht. Dies beugt der Osteoporose vor, die gleichfalls ein Risikofaktor für Arthrose darstellt.

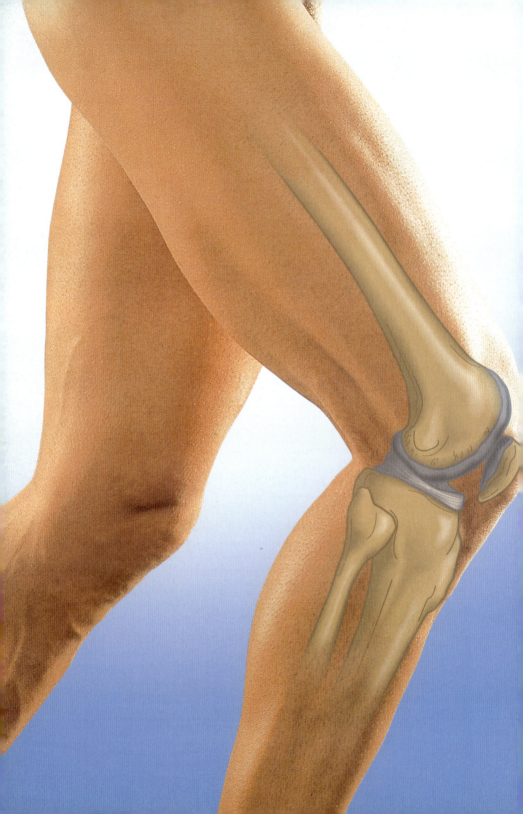

Die Drehscheibe des Körpers
DAS KNIE-GELENK

Warum es belastbar, aber anfällig ist

Noch ein Beispiel von vielen: Als Herbert S. vor fünf Jahren zu mir in die Praxis kam, war er bereits zweimal wegen eines eingerissenen Innenmeniskus am rechten Bein operiert worden. Die Bänder des Kniegelenks waren überdehnt und die Oberschenkelmuskeln wegen der Schonhaltung sehr schwach ausgebildet. Auf der Röntgenaufnahme zeigten sich an den Gelenkflächen sowie an der Kniescheibe erste arthrotische Veränderungen. Ursache der Knieprobleme war eine Schiefstellung des Beckens, wohl durch einen Motorradunfall ausgelöst. Seit Beseitigung der Fehlstellung und gezieltem Aufbau der Oberschenkelmuskulatur sind bei Herbert S. keinerlei Knieprobleme mehr aufgetreten.

DAS KNIEGELENK – WARUM ES BELASTBAR, ABER ANFÄLLIG IST

Kniegelenk: komplexes Wunder an Belastbarkeit

Unser Kniegelenk stellt eine Verbindung zwischen dem Oberschenkelknochen ❶ und dem Schienbein ❾ her (Ziffern im Text beziehen sich auf die Illustrationen rechts). Es funktioniert in erster Linie wie ein Scharnier, durch das wir die Beine beugen und strecken können – beim Gehen und Laufen, beim Hinsetzen und Aufstehen – und muss zugleich auch noch Drehbewegungen zulassen. Dafür, dass unsere Beine wie zwei Säulen das gesamte Körpergewicht tragen müssen, sind die Kniegelenke also ganz schön beweglich.

Um diese Beweglichkeit zu ermöglichen, müssen alle Einzelteile, aus denen sich das Kniegelenk zusammensetzt, perfekt zusammenarbeiten. Es ist wie bei einem eingespielten Team: Alles läuft bestens, bis jemand wegen Krankheit ausfällt. Dann funktioniert oft gar nichts mehr. Und je mehr Mitglieder im Team sind, desto größer ist natürlich die Wahrscheinlichkeit, dass mal einer ausfällt. Das ist beim Kniegelenk nicht anders.

> Das Kniegelenk, das belastbarste Gelenk unseres Körpers, funktioniert wie ein Scharnier. Sein Aufbau ist sehr komplex, seine Stabilität verdankt es aber letztlich nur vier Bändern sowie der umgebenden Muskeln.

Woraus besteht das Kniegelenk?

Anders als beispielsweise das Hüftgelenk besitzt das Knie für seine Bewegungen keine feste, knöcherne Führung. Das Knie wird stattdessen nur von vier Bändern (zwei Kreuzbänder ❻❽, zwei Seitenbänder ❸❼) und den umgebenden Muskeln in Form gehalten.

Als Auflageflächen und Stoßpolster für den Oberschenkelknochen dienen in jedem Bein zwei jeweils fünf bis sieben Millimeter starke Knorpelringe, die auf dem Schienbeinknochen aufliegen – der innere und der äußere Meniskus ❹❺. Die Menisken fangen etwa 50 Prozent der Stoßenergie ab, die z. B. beim Laufen entsteht.

> Der innere und äußere Meniskus sind zwei Knorpelringe, die als Auflageflächen und zugleich Stoßpolster für Oberschenkel- und Schienbeinknochen dienen.

Die Kniescheibe als Bremsklotz

Für die Kraftübertragung des großen Oberschenkelmuskels ⓫ – er ist zuständig für die Streckung des Beines – ist die Kniescheibe ⓭ von zentraler Bedeutung. Dieser ultrafesten Verbin-

DAS KNIEGELENK – WARUM ES BELASTBAR, ABER ANFÄLLIG IST

So ist unser Kniegelenk aufgebaut

Das Kniegelenk ist das größte und belastbarste Gelenk unseres Körpers. Sein sehr komplexer Aufbau und die Tatsache, dass es Tag für Tag ausgesprochen hohen Beanspruchungen ausgesetzt ist, machen es zugleich auch anfällig. Stabilisiert wird das Kniegelenk allein durch die Bänder und Muskeln. Sind diese zu schwach oder durch einen Unfall vorgeschädigt, leiden zuerst die aus Knorpel bestehenden Menisken und schließlich der Knorpel der Gelenkflächen selbst.

❶ Oberschenkelknochen
❷ Gelenkknorpel
❸ Äußeres Seitenband
❹ Innenmeniskus
❺ Außenmeniskus
❻ Hinteres Kreuzband
❼ Inneres Seitenband
❽ Vorderes Kreuzband
❾ Scheinbein
❿ Wadenbein
⓫ Großer Oberschenkelmuskel
⓬ Sehne des großen Oberschenkelmuskels
⓭ Kniescheibe
⓮ Ansatzpunkt der Sehne am Schienbein

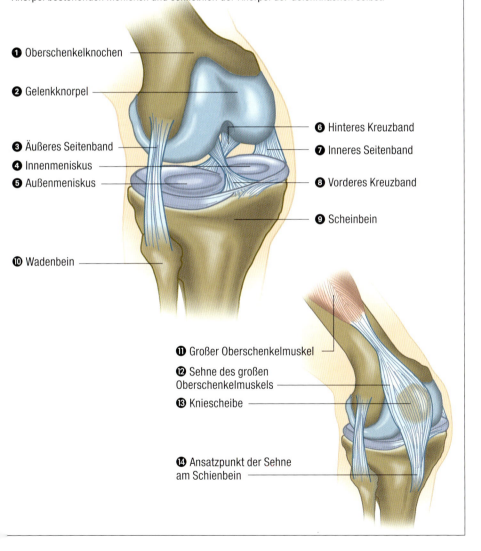

DAS KNIEGELENK – WARUM ES BELASTBAR, ABER ANFÄLLIG IST

dung aus Knochen und Sehne ist es zu verdanken, dass der Fußballprofi das Leder explosionsartig auf Geschwindigkeiten bis zu 120 Stundenkilometern beschleunigen kann. Zudem gibt die Kniescheibe die Richtung vor, damit der Streckermuskel seine Kraft stets gerade über das Kniegelenk überträgt. Darüber hinaus wirkt die Kniescheibe wie ein Bremsklotz – ohne sie könnten wir beim Laufen kaum abrupt stoppen.

Manchmal ist Sport tatsächlich »Mord«

Natürlich benötigt auch das Kniegelenk Bewegung. Denn wie bei allen Gelenken können die Knorpelschichten im Kniegelenk nur auf diese Weise ausreichend mit Nährstoffen versorgt werden. Doch es gibt einige Sportarten, die das Knie übermäßig stark beanspruchen. Dazu zählen alle Sportarten, bei denen man häufig abstoppen und abrupt die Richtung wechseln muss – etwa Fußball, Abfahrtsski, Tennis oder Hallensport.

Starke Muskeln schützen das Gelenk
Wer mit einer gut trainierten Oberschenkelmuskulatur auf den Fußballplatz, die Piste oder den Tenniscourt geht, minimiert sein Risiko. Für viele Hobbysportler aber ist das alles andere als selbstverständlich. Nach dem Motto »was die Profis können, werd' ich ja wohl auch noch hinkriegen« bolzen und wedeln und schmettern sie, was das Zeug hält. Und dann wundern sie sich, wenn sie wegen eines Bandrisses in der Klinik landen oder aber Jahre später an einer Arthrose des Kniegelenks erkranken.

Kleine Schäden summieren sich
Am augenfälligsten sind natürlich immer die akuten Verletzungen, die erhebliche Schmerzen bereiten und lange Phasen der Rehabilitation erfordern. Das kennen wir, hören wir doch immer wieder von Fußballern, die wegen einer Knieverletzung mehrere Wochen ausfallen. Weitaus heimtückischer aber sind die winzig kleinen Verletzungen, die zunächst unbemerkt bleiben. Solche Mini-Schäden summieren sich im Laufe der Jahre und können schließlich zum Totalausfall des Gelenks führen.

Die Kniescheibe, eine extrem feste Verbindung aus Knochen und Sehne, ist für die Kraftübertragung des großen Oberschenkelmuskels von zentraler Bedeutung und kann bei Bedarf wie ein Bremsklotz auf den Bewegungsablauf einwirken.

Eine Reihe von Sportarten, die abrupte Bewegungen erfordern, führen zu einer besonders hohen Belastung des Kniegelenks. Wodurch akute Verletzungen auftreten können, aber auch winzig kleine Blessuren, die mit der Zeit zum Totalausfall des Gelenks führen können.

Besonders gefährdet: die Menisken

Vor allem sind die Menisken gefährdet. Durch übermäßige oder einseitige Belastungen entstehen feine Einrisse. Schließlich können sie ausfasern, oder es können sogar ganze Teile ausreißen. Dadurch verlieren die Menisken ihre Stoßdämpferfunktion. Zudem können ausgerissene Knorpelteilchen zwischen die Gelenkflächen geraten und den Gelenkknorpel dort gewissermaßen abraspeln. Eine Arthrose ist gleichsam vorprogrammiert.

Die Menisken sind am meisten gefährdet durch übermäßige oder einseitige Belastungen, egal ob diese sport- oder arbeitsbedingt sind bzw. durch eine Bindegewebsschwäche verursacht werden.

Wenn Bänder und Muskeln schlappmachen

Die Menisken können auch unabhängig von sport- oder berufsbedingten Belastungen (z. B. Fliesenleger) langsam mürbe werden. Wie Sie gelesen haben, gewinnt das Kniegelenk seine Stabilität durch die Bänder und die Muskulatur. Was aber, wenn die Bänder aufgrund einer allgemeinen Bindegewebsschwäche oder durch frühere Verletzungen zu wenig gespannt sind? Was, wenn die Muskeln nicht ausreichend trainiert sind?

In diesen Fällen fehlt die exakte Führung der Gelenkbewegung. Der Gelenkteil des Oberschenkelknochens hat dann zu viel Spiel zu den Seiten und rutscht immer wieder auf die seitlichen Teile der Menisken. Irgendwann sind diese dann so mürbe, dass sie bei der kleinsten Bewegung einfach komplett reißen – meist beim In-die-Hocke-gehen.

Meniskusriss – Operation unvermeidlich

Das ist dann ein nicht unerheblicher Schaden im Knie. Denn selbst die schonendsten Operationsverfahren können den Meniskus oft nur teilweise erhalten. Fehlen aber größere Teile des Meniskus oder muss er sogar ganz entfernt werden, kommt es statistisch betrachtet bei jedem zweiten Betroffenen innerhalb von zehn Jahren zu einer Arthrose des Kniegelenks.

Feine Einrisse, Ausfaserungen oder gar ein völliges Zerreißen des Meniskus önnen oft nur noch operativ behandelt werden. Je mehr vom Meniskus entfernt werden muss, desto größer ist auch die Gefahr einer Kniearthrose.

Fehlstatik: der sichere Tod des Kniegelenks

Im Normalfall, d. h. bei einer korrekten Körperstatik, werden die äußeren Menisken etwas stärker belastet als die inneren. Das ist aber auch in Ordnung so, da die äußeren Menisken stabiler

DAS KNIEGELENK – WARUM ES BELASTBAR, ABER ANFÄLLIG IST

gebaut sind. Stimmt die Statik des Körpers jedoch nicht mehr und liegt beispielsweise ein Beckenschiefstand vor, dann sieht alles ganz anders aus.

INFO So äußert sich eine Kniearthrose

Die Arthrose des Kniegelenks verläuft in den meisten Fällen ausgesprochen langsam. Zwischen Schmerzphasen können mehrere beschwerdefreie Jahre liegen. Hier die wichtigsten Symptome:

- Das Gelenk fühlt sich anfangs leicht steif an, so wie eingerostet.
- Schmerzen im oder um das Gelenk sind in der Regel dumpf und nicht genau lokalisierbar.
- Schmerzen treten vor allem beim Hinuntergehen von Treppen und abschüssigen Wegen auf.
- Ist das Gelenk entzündet, schwillt es an und kann sich gespannt anfühlen.

Beckenschiefstand verursacht auf Dauer Meniskusschaden

Ist eine der Beckenschaufeln nach hinten gekippt, verändert sich unser Gangbild. Das scheinbar kürzere Bein wird einwärts gestellt, so dass der Fuß mehr unter der Körpermitte aufsetzt. Das scheinbar längere Bein hingegen wird leicht seitwärts nach außen gestellt. Wenn wir uns jetzt jeweils eine senkrechte Linie von den Hüftgelenken zum Boden denken, können wir uns vorstellen, was geschieht: Auf der Seite des kürzer scheinenden Beines liegt das Körpergewicht auf einer Senkrechten an der Außenseite des Knies. An diesem Bein wird also der äußere Meniskus überlastet. Auf der Seite des länger scheinenden Beines verläuft die Senkrechte an der Innenseite des Knies – hier wird der Innenmeniskus überbeansprucht.

Beides führt nach Jahren zu Schäden an den betroffenen Menisken und schließlich zur Ausbildung einer Arthrose – wobei der Innenmeniskus wesentlich öfter als der Außenmeniskus betroffen ist.

DAS KNIEGELENK – WARUM ES BELASTBAR, ABER ANFÄLLIG IST

Auch die Kniescheibe leidet

Durch die Einwärtsstellung des einen und die Auswärtsstellung des anderen Beines wird auch die Kniescheibe geschädigt, da die kräftige Streckermuskulatur des Schenkels durch die Fehlstellung schräg nach innen bzw. schräg nach außen ziehen muss. Folge: Die Knorpelschicht auf der Rückseite der Kniescheibe wird einseitig stärker abgenutzt.

Auch an der Kniescheibe führt Überlastung auf Dauer zu einer Arthrose. Spätestens dann, wenn die Arthrose aktiviert ist, wird die Entzündung auf das gesamte Kniegelenk übergreifen und eine Arthrose des gesamten Gelenks verursachen können.

Besonders der Innenmeniskus ist bei einer durch Beckenschiefstand verursachten Arthrose betroffen. Aber auch die Knorpelschicht der Kniescheibe kann durch die Fehlstellung der Beine nachhaltig geschädigt werden.

INFO Knieprobleme

Hier noch einige allgemeine Tipps und gut gemeinte Ratschläge, wie Sie im Vorfeld der Ausbildung von Arthrosen im Kniegelenk möglichst wirksam vorbeugen können.

- Falls Sie ein paar Pfund zu viel auf die Waage bringen, sollten Sie abnehmen. Denn besonders die Kniegelenke leiden unter der Mehrbelastung – auch ohne Beckenschiefstand. Am einfachsten ist dies mit einer vollwertigen und fettarmen Ernährung sowie mindestens dreimal pro Woche einer halben Stunde Sport zu erreichen.

- Treiben Sie aber einen möglichst knieschonenden Sport. Das bedeutet: Rad fahren (in möglichst kleinen Gängen), Schwimmen, Wandern, lockeres Jogging. Gift für die Kniegelenke sind Skiabfahrtslauf, Tennis, Badminton, Squash, Hand-, Fuß- und Basketball, Kugelstoßen, Hammer- und Speerwerfen, Gewichtheben sowie Hoch- und Weitsprung.

- Tragen Sie vor allem beim Sport Schuhe mit gut stoßdämpfenden Sohlen.

- Hohe Absätze sind reines Gift für die Kniegelenke. Weg damit!

- Wenn Sie kniend arbeiten müssen (z. B. beim Verlegen von Fliesen), sollten Sie unbedingt Knieschoner benutzen.

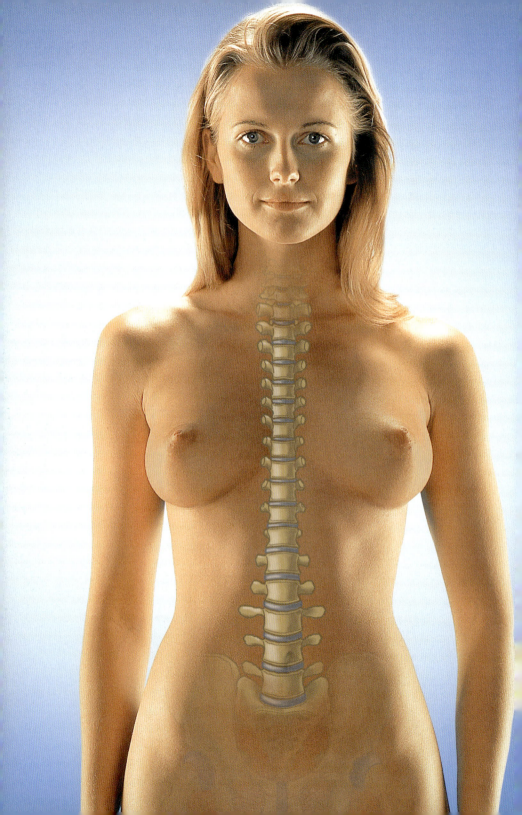

Die sensible Säule des Körpers
DAS KREUZ
Wie es millionenfach mit Schmerzen reagiert

»Haben Sie heute Rückenschmerzen?« – diese Frage wird jeder dritte Deutsche mit Ja beantworten. Sie sind der Grund für jährlich 75 Millionen Tage Krankschreibung sowie 270.000 Krankenhaus-Aufenthalte und kosten pro Jahr mehr als 15 Milliarden Euro. In den meisten Fällen (62 Prozent) ist es die Lendenwirbelsäule, die Probleme macht. Die Brustwirbelsäule ist deutlich seltener Auslöser (nur zwei Prozent) für Rückenschmerzen. Wenn im Brustwirbelbereich etwas nicht stimmt, so äußert sich dies anders: z. B. in Atem- und Herzbeschwerden oder ausstrahlenden Schmerzen in der Brust ohne klinische Befunde. Ursache für die Probleme ist oft eine Beckenschiefstellung. Kein Wunder, wenn das Fundament schief ist, so ist es zwangsläufig auch das darauf ruhende Gebäude.

Lastesel Lendenwirbel

Die Lendenwirbelsäule besteht aus fünf Wirbeln und den dazwischenliegenden Bandscheiben als Stoßdämpfern. Wenn man die Wirbel der Lenden-, Brust- und Halswirbelsäule miteinander vergleicht, so fällt sofort auf, dass die Wirbel von oben nach unten größer und kräftiger werden. Dafür gibt es eine einleuchtende Erklärung: Auf den Lendenwirbeln lastet erheblich mehr (Körper-)Gewicht als auf den Brustwirbeln, auf diesen wiederum mehr als auf den Halswirbeln.

Den gleichen Grund hat es, dass die Beweglichkeit der Lendenwirbelsäule mit maximaler Seitwärtsneigung bis 30 Grad deutlich geringer ausfällt als die der Halswirbelsäule mit einer Seitwärtsneigung bis 45 Grad.

> Die Lendenwirbelsäule hat wesentlich mehr Last (Körpergewicht) zu tragen als Brust- oder Halswirbelsäule, denen sie in Sachen Beweglichkeit hingegen klar nachsteht. Deshalb sind die Lendenwirbel weitaus kräftiger ausgebildet.

Die Ursachen von Rückenschmerzen

Bevor echte Schäden an den Wirbelgelenken oder auch Bandscheibenvorfälle auftreten (mehr zu Bandscheibenvorfällen ab Seite 70), kommt es meist jahrelang immer mal wieder zu Schmerzen im Kreuz. Der Patient wird dann vom Arzt allzu oft erst einmal zum Röntgen geschickt – in der Regel ergibt das aber keinen erkennbaren Befund. Denn nur in etwa zwei Prozent der Fälle wird auf den Röntgenbildern etwas entdeckt, das die Schmerzen erklären könnte. Ganz einfach weil die Schiefstellung des Beckens bei der Bilddiagnostik leider allzu selten als Grund für die Schmerzen berücksichtigt wird.

> Bei einem Beckenschiefstand ist auch die Lendenwirbelsäule zur Seite geneigt – weshalb die Lendenwirbel von den Muskeln in die Gegenrichtung gezogen werden. Und aufgrund der Muskelanspannung werden sich Rückenschmerzen einstellen.

Am Anfang sind nur die Muskeln verspannt

Zu Beginn der »Rückenschmerz-Karriere« sind fast ausschließlich die tief sitzenden Muskeln im Rücken verspannt, der deshalb dem Betroffenen nachhaltig wehtut. Die Ursachen für diese Verspannungen sind sehr vielfältig, haben jedoch eines gemeinsam: Sie beruhen überwiegend auf einer Fehlhaltung des Körpers. Weitere belastende Faktoren können beispielsweise sehr eintönige Bewegungsabläufe, körperlich sehr schwere einseitige Betätigungen oder auch zu wenig ausgleichende Bewegung sein.

DAS KREUZ – WIE ES MILLIONENFACH MIT SCHMERZEN REAGIERT

Anatomie der Lendenwirbelsäule

Die Lendenwirbelsäule ❶ muss von allen Wirbelsäulenanteilen den größten Druck von oben aushalten. Wie in der gesamten Wirbelsäule zweigen rechts und links von allen Wirbeln Nerven ❷ ab, die den Körper mit »Strom« versorgen. Besonders störanfällig sind die Übergänge zwischen L 4 und L 5 sowie zwischen L 5 und dem Kreuzbein ❹, wo der Ischiasnerv ❸ seinen Ursprung hat.

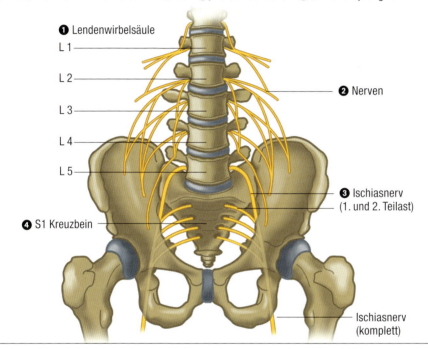

Häufig und meist unerkannt: Beckenschiefstand

Die häufigste Ursache für Fehlhaltungen der Wirbelsäule ist ein Schiefstand des Beckens bzw. das seitlich gekippte Kreuzbein. Da jedoch auf dem Kreuzbein die Lendenwirbelsäule aufliegt, ist bei einem Beckenschiefstand logischerweise auch die Lendenwirbelsäule zur Seite geneigt.

Ich habe dies ab Seite 31 bereits detailliert erläutert. Hier deshalb nur noch einmal zur Erinnerung: Eine Seitenneigung der kompletten Wirbelsäule kann der Körper nicht tolerieren und zieht daher z. B. die Lendenwirbelsäule in die Gegenrichtung. Diese Arbeit erledigen Muskeln, deren übermäßige Anspannung

DAS KREUZ – WIE ES MILLIONENFACH MIT SCHMERZEN REAGIERT

jedoch Rückenschmerzen verursachen wird. Auch wenn diese Schmerzen natürlich alles andere als angenehm sind – bliebe es dabei, wäre alles halb so schlimm.

Wenn die Bandscheiben nachgeben

Die schmerzenden Muskeln sind nur der Anfang. Wer nichts gegen die Ursache der Fehlhaltung – in der Regel eben den Beckenschiefstand – unternimmt, wird Jahre später Probleme mit den Bandscheiben bekommen.

Denn bei einer seitlich verkrümmten Wirbelsäule (Skoliose) kommt es immer auch zu einer seitenungleichen Belastung der Bandscheiben: Sie werden mürbe, geben nach und drücken auf die zwischen den Wirbeln austretenden Nerven. Im schlimmsten Fall kann die Bandscheibe sogar reißen, der halbflüssige Kern hervorquellen und auf die Nerven drücken. Diagnose: Bandscheibenvorfall.

Muskelschmerzen sind jedoch nur der Anfang. Bei einer seitlich geneigten Lendenwirbelsäule werden sich auf Dauer Bandscheiben-Probleme einstellen.

Zwei Bandscheiben besonders häufig betroffen

Die allermeisten Bandscheiben-Probleme im Bereich der Lendenwirbelsäule (etwa 90 Prozent) treten in zwei Bandscheiben auf: der zwischen dem Kreuzbein und dem 5. Lendenwirbel (S 1 und L 5) sowie derjenigen zwischem dem 5. und 4. Lendenwirbel (L 5 und L 4).

Das hat zwei Gründe: Zum einen ist natürlich die Druckbelastung durch das Körpergewicht an diesen Stellen höher als einige Wirbel weiter oben. Zum anderen aber sind der 4. und der 5. Lendenwirbel durch das geneigte Kreuzbein besonders ungleichmäßig belastet. Folge: Sie werden zwangsläufig schneller mürbe als andere.

Ein typisches Bandscheiben-Problem im Bereich der Lendenwirbelsäule ist der so genannte Hexenschuss – durch Verlagerung der Bandscheibe und blitzartiges Verkrampfen der umliegenden Muskeln wird der Ischiasnerv eingeklemmt

Wenn jede Bewegung zur Qual wird: Hexenschuss

Wer noch keinen Hexenschuss (medizinisch »Lumbago«) hatte, wird sich die schlimmen Schmerzen vielleicht nicht vorstellen können. Ich will dennoch versuchen, Ihnen zu beschreiben, was im Körper vorgeht: Von einer Sekunde auf die andere, meist ausgelöst durch das Heben von schweren Lasten, durchzuckt ein extremer Schmerz den Lendenbereich. Er strahlt oft in die Au-

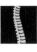

ßen- und Rückseite des betroffenen Beins aus und geht manchmal mit Taubheitsgefühl und Lähmungen einher.

Egal, was man in dem Moment gerade in den Händen hält: Man lässt es sofort los und findet sich ziemlich rasch am Boden liegend wieder. An Aufstehen ist in solchen Momenten nicht zu denken. Man kann froh sein, wenn man noch zum Telefon kriechen kann, um den Arzt anzurufen.

Was passiert beim Hexenschuss?

Zwischen dem 4. und 5. Lendenwirbel (L 4 und L 5) sowie zwischen dem 5. Lendenwirbel und dem Kreuzbein (L 5 und S 1) treten Nerven aus, die sich mit weiteren Nervenzweigen zu einem dicken Nervenbündel vereinigen – dem Ischiasnerv. Dieser ist für die energetische Versorgung weiter Teile der Beine verantwortlich.

Es kann nun Folgendes passieren: Beim Heben eines ziemlich schweren Gegenstandes und womöglich noch gleichzeitiger Drehung des Rumpfes verlagert sich die Bandscheibe zwischen L 4 und L 5 bzw. L 5 und S 1, so dass sie auf den jeweiligen Nervenast drückt. In diesem Fall handelt es sich um eine Verlagerung, eine so genannte Protrusion. Es kann jedoch auch ein echter Bandscheibenvorfall (Prolaps) sein, bei dem ein Teil des Bandscheibenkerns austritt und auf die Nerven drückt. In beiden Fällen ist der Schmerzimpuls gewaltig. Blitzschnell ziehen sich die umliegenden tiefen Rückenmuskeln zusammen.

Ihr Verkrampfen ist eigentlich ein Schutzreflex, der mögliche Schäden an der Wirbelsäule verhindern soll. Doch beim Hexenschuss, also einem eingeklemmten Ischiasnerv, bewirkt die Muskelverkrampfung, dass der Druck auf die Nerven bestehen bleibt. Zudem schmerzen natürlich auch die verkrampften Muskeln selbst – wer schon einmal einen Wadenkrampf hatte, kann sich das in etwa vorstellen.

Käme es nicht zu dieser schmerzhaften Verkrampfung der Muskeln, würde in den meisten Fällen bereits eine kleine Lageänderung der Wirbelsäule ausreichen, um die vorgewölbte Bandscheibe oder sogar den ausgetretenen Kern an den normalen Platz zurückrutschen zu lassen. Die verkrampften Muskeln entwickeln jedoch eine solche Kraft, dass der Bereich wie einbetoniert wirkt, sich keinen Millimeter bewegen lässt.

Beim Hexenschuss halten die verkrampften Muskeln den Druck auf dem Ischiasnerv aufrecht und entwickeln eine so große Kraft, dass der betroffene Bereich wie einbetoniert wirkt und die verlagerte Bandscheibe nicht mehr an ihren normalen Platz rutschen kann.

Die Behandlung eines Hexenschusses

Der vom Hexenschuss Geplagte nimmt fast automatisch eine Schonhaltung ein, um den Schmerz zu lindern: Er legt sich auf den Rücken, die Beine angewinkelt und hoch gelagert (so genannte Stufenbettlagerung), z. B. auf einem mit einer Decke gepolsterten umgedrehten Wäschekorb. In manchen Fällen reicht es dann aus, ein Schmerzmittel in ausreichender Dosierung zu nehmen und die Lendenwirbelsäule zu wärmen (Wärmflasche, warmes Bad). Beides soll bewirken, dass sich die verkrampften Muskeln entspannen und dadurch den Druck auf den Ischiasnerv verringern bzw. sogar aufhören zu schmerzen.

Wenn das nicht hilft, kann der Arzt in den betroffenen Bereich mit rasch schmerzstillender und zugleich muskelentkrampfender Wirkung ein Mittel spritzen. Zusätzlich wird er dem Patienten ein Mittel verschreiben, das die Muskeln weiter entspannt; eventuell auch noch einen Beckengurt, um der Lendenwirbelsäule mehr Stabilität zu geben und die Muskeln zu entlasten. Nach ein paar Tagen ist der Spuk dann in der Regel auch schon wieder vorbei.

Konventionell lässt sich ein Hexenschuss durch Schonhaltung sowie Einnahme von Schmerzmitteln bei gleichzeitiger Wärmezufuhr behandeln. Wenn das nicht ausreicht, kann eine schmerzstillende und zugleich muskelentkrampfende Spritze helfen.

Operation bei Bandscheibenvorfall

Bei mehr als 95 Prozent der Bandscheiben-Probleme reichen diese Maßnahmen aus. Auf den Operationstisch müssen eigentlich nur jene Patienten, bei denen infolge eines Bandscheibenvorfalls das Bein gelähmt ist oder der Schließmuskel nicht mehr funktioniert. Früher wurde wesentlich häufiger operiert – in der Zwischenzeit haben konservative Methoden vor einer Operation einen höheren Stellenwert erhalten.

Bei der klassischen Operationsmethode arbeitet sich der Chirurg durch die Rückenmuskeln bis zum eingeklemmten Nerv vor, entfernt den ausgetretenen Bandscheibenkern und entlastet so den Nerv. Dieser komplizierte Eingriff wird jedoch mehr und mehr von der Mikrochirurgie verdrängt: Hierbei ist nur ein kleiner Einschnitt erforderlich, durch den der Chirurg sowohl ein Endoskop einführen kann, um den Ort des Geschehens zu betrachten als auch winzig kleine chirurgische Instrumente bedienen kann, um mit ihnen den Schaden zu beseitigen. Die Mikrochirurgie hat viele Vorteile: kleinere Wunde, schnellere Heilung, geringere Infektionsgefahr. Dennoch ist sie natürlich

Eine Operation ist bei einem Bandscheibenvorfall im Bereich der Lendenwirbelsäule selten nötig. Und die klassische OP-Methode wird immer mehr von der Mikrochirurgie verdrängt. Mitunte wird auch ein Enzym des Papayabaums in die Bandscheibe injiziert.

DAS KREUZ – WIE ES MILLIONENFACH MIT SCHMERZEN REAGIERT

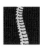

nicht in allen Fällen sinnvoll – manchmal muss es auch der große Schnitt sein. Oftmals wird heute jedoch auch ein Verfahren angewandt, bei dem der Arzt ein Enzym des Papayabaumes (Chymopapain) in die Bandscheibe injiziert. Durch das Enzym löst sich ein Teil der ausgetretenen Bandscheibenmasse auf, wodurch der Nerv wieder befreit wird.

Bei Bandscheibenverschleiß leiden die Wirbelgelenke mit

Wenn die Bandscheiben verschleißen und ihre Pufferfunktion nicht mehr ausreichend erfüllen können, leiden immer auch die Wirbelgelenke. Gerade im Bereich der Lendenwirbelsäule lastet dadurch mehr Druck auf ihnen, so dass die Gelenkflächen permanent gereizt werden. Auch das kann Rückenschmerzen hervorrufen. Diese Schmerzen können im betroffenen Bereich der Wirbelsäule lokalisiert sein, aber auch in entfernte Hautareale ausstrahlen (siehe Dermatom Seite 42).

Nach Jahren der Fehlbelastung bzw. Überlastung entsteht zwangsläufig eine Arthrose – erst werden die Knorpelflächen und schließlich die Knochen der Wirbelgelenke angegriffen und am Ende zerstört.

Bei fortschreitendem Verschleiß der Bandscheiben werden auch die Lendenwirbel in Mitleidenschaft gezogen, was Schmerzen im betreffenden Bereich oder auch in entfernten Hautarealen hervorrufen kann.

Was wirklich hilft – die Ursache, den Beckenschiefstand, beheben

Es ist leicht einzusehen: Auch nach einer gelungenen Behandlung – sei es operativ oder durch die so genannten konservativen Verfahren ohne Operation – ändert sich an der Fehlbelastung der Bandscheiben selbstverständlich überhaupt nichts, wenn die Lendenwirbelsäule weiterhin seitlich gebogen bleibt. Die Folge wird vielmehr sein, dass der nächste Hexenschuss nur eine Frage der Zeit ist. Deshalb muss unbedingt die Ursache der Skoliose behoben werden. Und da die Ursache in den allermeisten Fällen ein Beckenschiefstand ist, muss zunächst einmal dieser behandelt werden.

Ansonsten werden die Patienten immer wieder unter höllischen Schmerzen leiden. Zudem ist eine Bandscheibenoperation noch längst keine Lappalie, vielmehr schlägt sie in 20 Prozent der Fälle fehl; die Patienten haben danach oftmals sogar stärkere Schmerzen als vorher.

DAS KREUZ – WIE ES MILLIONENFACH MIT SCHMERZEN REAGIERT

Ein schiefes Becken kann Schrauben oder auch Metallschienen verbiegen

Wenn immer wieder Bandscheibenvorfälle im gleichen Bereich auftreten, greifen Chirurgen manchmal zu einem drastischen Mittel: Sie verbinden zwei oder mehr Wirbel mit einer Metallschiene und verschrauben sie in den Wirbeln. Ziel des Verfahrens ist, die verbogene Wirbelsäule in diesem Bereich gerade zu biegen und zu stabilisieren, um die Fehlbelastung der Bandscheiben zu verhindern.

Bei starkem Beckenschiefstand werden jedoch so extreme Kräfte wirksam, dass die Schrauben dem Zug der Muskeln nicht standhalten. Die Muskeln haben ja das Bestreben, den Körperschwerpunkt wieder möglichst mittig herzustellen und damit die Seitwärtsneigung der Wirbelsäule auszugleichen – auch gegen den Widerstand der Schrauben. Anhand von Röntgenbildern kann man dann sehr deutlich erkennen, wie sich die Schrauben verbogen haben und dass sich auch schon wieder eine Tendenz hin zur ursprünglichen Skoliose zeigt.

Nochmals: Zuerst müsste die Beckenschiefstellung behoben werden, damit die Wirbelsäule nicht weiter abgleiten kann und es zu den oben beschriebenen Problemen führt.

> Manchmal wird versucht, zur Entlastung der Bandscheiben zwei oder mehr Lendenwirbel mit Schrauben zu fixieren. Bei starkem Beckenschiefstand ein unprobates Mittel, da die Schrauben dem Zug der Muskeln nicht standhalten.

Sonderfall Brustwirbelsäule

Die zwölf Brustwirbel sind in mancherlei Hinsicht etwas Besonderes. Sie besitzen alle ein zusätzliches Gelenk an jeder Seite, an dem jeweils eine Rippe aufgehängt ist. Bei den oberen zehn Brustwirbeln (Th 1 bis Th 10) sind die Rippen über einen Knorpel fest mit dem Brustbein verbunden. Das ist bei den unteren zwei Brustwirbeln (Th 11, Th 12) nicht der Fall. Sie haben ebenfalls je zwei Rippen. Diese sind jedoch nicht am Brustbein festgewachsen.

Daraus resultiert zweierlei: Die oberen zehn Wirbel sind trotz ihres großen Bewegungsspielraumes durch die Rippen-Brustbein-Verbindung sehr unbeweglich. Die beiden unteren Wirbel sind wegen der fehlenden Rippen-Brustbein-Verbindung genauso beweglich wie die Wirbel der Lendenwirbelsäule.

> Zehn der zwölf Brustwirbel sind durch die Anbindung an das Brustbein gut stabilisiert. Doch die beiden unteren Wirbel sind genauso instabil wie die Lendenwirbel, weshalb hier ähnliche Probleme auftreten können.

Die Anatomie der Brustwirbelsäule

Die Brustwirbelsäule ❶ (Th = Thorax) gewinnt zusätzliche Stabilität durch die Anbindung ihrer 12 Wirbel (Th 1–Th 12) an die Rippen, die wiederum über knorpelige Verbindungen ❷ am Brustbein ❸ ansetzen. Eine Ausnahme bilden die Wirbel Th 11 und Th 12. Ihre Rippen haben keine Verbin-dung zum Brustbein und sind deshalb weitaus störanfälliger.

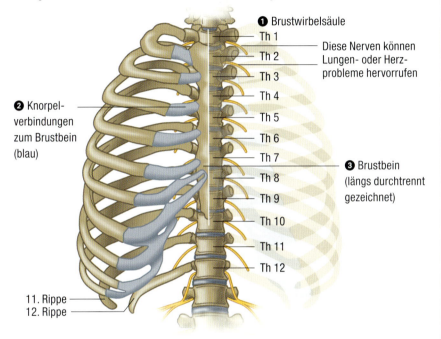

Problemzone Nummer eins bei einem Beckenschiefstand: die Brustwirbel zwölf bis fünf

Liegt eine Beckenschiefstellung vor und ist deshalb die Brustwirbelsäule seitlich geneigt, so können in der Brustwirbelsäule die gleichen Probleme entstehen, wie ich sie in Bezug auf die Lendenwirbelsäule beschrieben habe: Die Bandscheiben werden marode, die Wirbelgelenke ebenfalls, Schmerzen treten auf und eventuell kommt es – in der gesamten Brustwirbelsäule mit nur etwa zwei Prozent jedoch äußerst selten – zur Vorwölbung oder sogar zum Vorfall einer Bandscheibe.

Die Brustwirbelsäule und die Atmung

Wenn Sie flach atmen, ist fast nur das Zwerchfell beteiligt. Ihr Bauch wölbt sich vor und wieder zurück. Das Zwerchfell ist ein sehr starker Muskel, der sich beim Einatmen spannt und dabei nach unten senkt – deshalb hebt sich die Bauchdecke beim Einatmen. Durch den oberhalb des Zwerchfells entstehenden Unterdruck wird dann Luft in die Lunge gesaugt. Beim Ausatmen erschlafft das Zwerchfell und zieht sich wieder nach oben zurück – die verbrauchte Luft wird dabei ausgestoßen, der Bauch sackt ein.

Atmen Sie dagegen einmal tief ein, merken Sie, wie sich Ihre Rippen vorwölben. Der Grund ist, dass nun zusätzlich zum Zwerchfell noch Muskeln wirken, die an den Rippen ansetzen und den »Blasebalg« Oberkörper noch zusätzlich weiten. Effekt: Es strömt mehr Luft in die Lungen als bei der reinen Zwerchfellatmung. Damit diese Rippen- oder Brustkorbatmung einwandfrei funktionieren kann, müssen die Brustwirbel gerade stehen und normal beweglich sein.

> Neben der Zwerchfellatmung benötigt der Körper zum stärkeren Luftaustausch auch die Brustkorbatmung, an der Rippen und Brustwirbelsäule ganz entscheidend beteiligt sind.

Eingeschränkte Brustkorbatmung beim Vorliegen eines Beckenschiefstands

Bei einem Beckenschiefstand ist nicht nur die Lendenwirbelsäule seitlich verzogen. Um den Körperschwerpunkt mittig auszutarieren, ist auch die Brustwirbelsäule zur entgegengesetzten Seite verzogen – weiter oben oft sogar wieder in die andere Richtung. Wie Sie wissen, wird diese Arbeit von Muskeln erledigt.

Ständig überforderte Muskeln können Schmerzen verursachen. Das fühlt sich wie ein leichter Krampf oder ein permanenter Muskelkater an. Der Schmerz ist meist nicht so stark wie in der Lendenwirbelsäule. Doch unangenehm ist er allemal. Das hat zur Folge, dass der Körper die Brustkorbatmung einschränkt, weil jeder Atemzug, an dem die Rippen beteiligt sind, sich auch auf die Brustwirbel auswirkt – und das tut weh.

Das ist insofern problematisch, weil unsere Lunge den stärkeren Luftaustausch durch die Brustkorbatmung benötigt, um gesund zu bleiben. Der Beckenschiefstand bewirkt – wieder als Kettenreaktion zu sehen – eine Krümmung der Brustwirbelsäule, die wiederum Schmerzen verursacht, und in der Folge schränken wir unsere Atmung ein.

> Wenn durch eine Fehlhaltung der Brustwirbelsäule und daraus resultierende Muskelüberlastung verursachte Schmerzen auftreten, wird automatisch die Brustkorbatmung eingeschränkt.

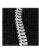

Wenn eine Verschiebung bestimmter Brustwirbel einen Herzinfarkt vortäuscht

Die Schiefstellung des Beckens und in der Folge der Brustwirbelsäule kann jedoch auch dazu führen, dass sich Bandscheiben zwischen dem ersten und zweiten bzw. dem zweiten und dritten Brustwirbel verschieben und auf die austretenden Nerven drücken. Dies kann zu zusätzlichen Problemen mit der Atmung führen, weil hier auch Nerven austreten, die für die Lunge zuständig sind. Es kann jedoch aber auch Nerven treffen, die mit dem Herzen in Verbindung stehen.

Es gibt eine ganze Reihe von Patienten, die über die typischen Herzinfarkt- bzw. Angina-pectoris-Symptome (Schmerzen hinter dem Brustbein mit Ausstrahlung in den linken Arm, selten auch in den rechten Arm) klagen und deshalb in die Klinik eingewiesen werden. Doch mit EKG (Aufzeichnen der Herzströme) oder anderen Untersuchungsmethoden lässt sich zeigen, dass weder ein Herzinfarkt (Verschluss einer Herzkranzarterie) noch eine Angina pectoris (Brustenge durch weitgehend verschlossene Herzkranzgefäße) vorliegt.

Verschobene Bandscheiben zwischen den oberen drei Brustwirbeln können durch Druck auf mit dem Herzen verbundene Nerven die typischen Symptome eines Herzinfarkts hervorrufen – ohne dass ein solcher tatsächlich vorliegt.

Auch hier hilft nur eines: Ursachenbekämpfung durch die Behebung des Beckenschiefstandes

In diesen Fällen ist guter Rat teuer: Woher kommen die Schmerzen? Eine gute Diagnostik wird zu dem Ergebnis kommen, dass eine Schiefstellung (Skoliose) dafür verantwortlich ist. Dass diese wiederum aus einer Schiefstellung des Beckens resultiert, wird hingegen selten erkannt.

Die Patienten werden in der Regel zu einem Orthopäden geschickt, der die Skoliose oftmals auf eine anatomische Beinlängendifferenz zurückführt. Konsequenz: Der Patient bekommt eine Schuherhöhung. Doch dadurch wird das Problem nicht beseitigt, sondern möglicherweise sogar verschlimmert – und es wird wieder auftauchen. Behandelt man dagegen den funktionellen Beckenschiefstand (der anatomische wird durch Schuhausgleich reguliert), so werden sich die Probleme von alleine erledigen. Der Patient wird nie wieder wegen eines »falschen« Herzinfarktes eingeliefert werden – allenfalls wegen eines echten. Das aber hat dann ganz andere Ursachen, über die wir an dieser Stelle sicherlich nicht reden wollen.

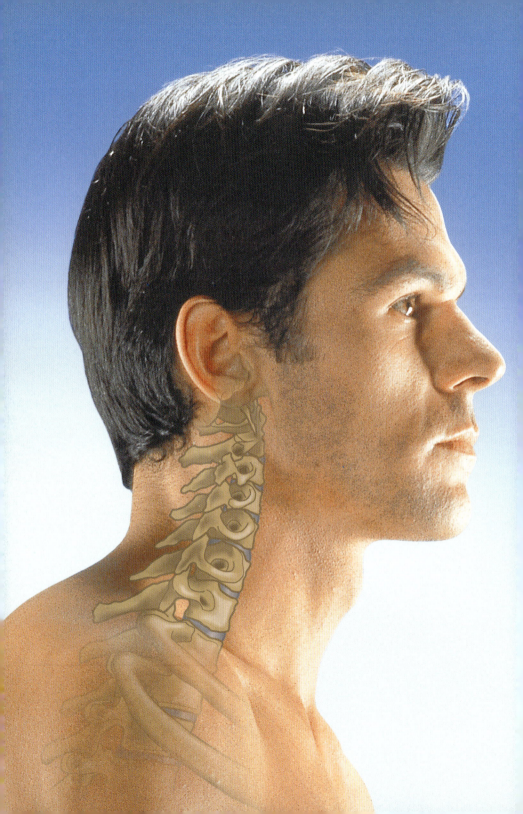

Die komplizierte Kopfstütze des Körpers
DIE HALS-WIRBELSÄULE
Wie die Risikozone Schmerzen macht

Etwa 36 Prozent aller Rückenprobleme haben ihren Ursprung in der Halswirbelsäule. Das so genannte Halswirbelsäulen-Syndrom ist häufig und kann leicht mit anderen Erkrankungen verwechselt werden. Denn die Symptome – z. B. Schulter- oder Kopfschmerzen, Kribbeln und Taubheitsgefühle, Schwindel und Ohrgeräusche – können auch andere Ursachen haben. Doch das Erkennen dieses Syndroms ist nur die eine Seite der Medaille. Die andere ist die Behandlung. Denn in vielen Fällen ist eine Beckenschiefstellung die eigentliche Ursache. Und so lange dies nicht festgestellt und behoben worden ist, haben alle anderen Behandlungen keinen dauerhaften Erfolg.

DIE HALSWIRBELSÄULE – WIE DIE RISIKOZONE SCHMERZEN MACHT

Meisterin der Beweglichkeit

Unsere Halswirbelsäule trägt den Kopf. Dieser wiederum beherbergt unsere wichtigsten Sinnesorgane Augen, Ohren und Nase. Der Urmensch hatte vor allem deshalb einen entscheidenden evolutionären Vorteil gegenüber anderen Lebensformen seiner Epoche, weil er aufrecht gehen und damit einen weiten Bereich überschauen, »überhören« und »überriechen« konnte. Und weil er seinen Kopf mit den wichtigsten Sinnesorganen blitzschnell in eine andere Richtung drehen konnte, ohne seinen gesamten Körper zu wenden – was zum Ausspähen seiner Beute auf dem Boden, in der Luft oder auf den Wipfeln der Bäume von eminenter Wichtigkeit war.

Möglich wurde das nur, weil die Halswirbelsäule aufgrund ihrer Konstruktion ein Paradebeispiel an Beweglichkeit ist. Der Kopf kann sich aufgrund dieser Konstruktion nach beiden Seiten um etwa 90 Grad drehen und damit einen kompletten Halbkreis beschreiben (180 Grad). Nach vorn und hinten – um auf den Boden und in die Luft zu schauen – kann sich die Halswirbelsäule um 130 Grad neigen, zur Seite ist jeweils immerhin ein Neigungswinkel bis zu 45 Grad möglich.

> Die Halswirbelsäule ist ein Paradebeispiel an Beweglichkeit. Sie ermöglicht es dem Kopf, sich zu jeder Seite um 90 Grad zu drehen oder sich nach vorn bzw. hinten um 130 Grad zu neigen.

Aufbau der Halswirbelsäule

Die Halswirbelsäule setzt sich aus sieben Wirbeln zusammen, von denen die ersten beiden eine Sonderstellung einnehmen: Atlas und Axis (C 1 und C 2). Ihre besondere Form ist letztendlich dafür verantwortlich, dass wir den Kopf so stark drehen bzw. so weit nach vorn oder hinten neigen können.

Die übrigen Halswirbel stehen Atlas und Axis in punkto Beweglichkeit aber nicht viel nach – denn mit Atlas und Axis allein ließe sich die Bandbreite der Bewegungen nicht bewerkstelligen. Die Halswirbel sind in einem zentralen Punkt anders gebaut als die Lenden- und Brustwirbel: Sie haben in den seitlichen Querfortsätzen Löcher (wissenschaftlich: Foramina transversaria), die einen Kanal für die zum Kopf ziehenden Arterien und Venen bilden.

> Die Halswirbelsäule besteht aus sieben Wirbeln, von denen besonders die beiden oberen, Atlas und Axis, für das hohe Maß an Mobilität verantwortlich zeichnen.

DIE HALSWIRBELSÄULE – WIE DIE RISIKOZONE SCHMERZEN MACHT

Anatomie der Halswirbelsäule

Die Halswirbelsäule ❶ schützt wichtige Strukturen des Körpers. Da ist zum einen das Rückenmark, ein Nervenbündel zur Versorgung des gesamten Körpers, das im Wirbelkanal verläuft. Die zwischen den Halswirbeln austretenden Nerven ❸ sind teils für den Kopfbereich, teils für Nacken, Schultern und Arme zuständig. Zum anderen verläuft in einem von den Wirbellöchern gebildeten Kanal eine Arterie ❷, die zentrale Teile des Gehirns (z. B. Kleinhirn) mit Blut versorgt.

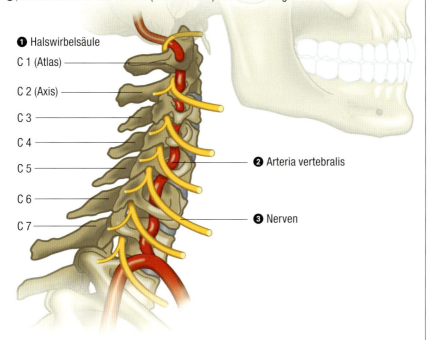

❶ Halswirbelsäule
C 1 (Atlas)
C 2 (Axis)
C 3
C 4
C 5
C 6
C 7
❷ Arteria vertebralis
❸ Nerven

Flexibilität kontra Schutzfunktion

Es liegt auf der Hand, dass eine dermaßen bewegliche Konstruktion wie die Halswirbelsäule gut geschützt sein muss, zumal sie so weit oben am Körper sitzt. Schließlich verlaufen in dem nach unten führenden Wirbelkanal sämtliche Nervenbündel, die den Körper mit »Strom« versorgen. Wird das Nervenbündel weit oben unterbrochen, ist der gesamte Körper gelähmt; je weiter unten die Unterbrechung erfolgt, desto weniger Strukturen sind betroffen. Auch der erwähnte Kanal für die Arterien und Venen zum Kopf muss die Gefäße gut schützen, weil sie

DIE HALSWIRBELSÄULE – WIE DIE RISIKOZONE SCHMERZEN MACHT

u. a. die Versorgung des Gehirns mit Nährstoffen und Sauerstoff gewährleisten. Wird das aus irgendwelchen Gründen behindert, so funktioniert diese Versorgung nicht mehr.

Die Halswirbelsäule verkörpert gewissermaßen einen Kompromiss zwischen zwei Funktionen: Sie muss einerseits maximale Beweglichkeit erlauben und andererseits bestmöglichen Schutz für die Rückenmarksnerven sowie die Blutgefäße garantieren. Die Stabilisation übernehmen auch hier starke Bänder und Muskeln: Befühlen Sie bitte einmal Ihren Nackenbereich und ertasten Sie die Muskeln. Sie werden deutlich feststellen, dass die Muskulatur hier sehr ausgeprägt ist.

Dennoch kommt es immer wieder zu Problemen: zu Verletzungen, wenn die Halswirbelsäule zu großen Beschleunigungen ausgesetzt wird (z. B. Schleudertrauma bei einem Autounfall), zu Wirbelblockaden, wenn die Beweglichkeit nicht gefördert (trainiert) wird oder allgemein zu Problemen aufgrund von Fehlhaltungen.

> Neben ihrer Aufgabe, dem Kopf eine möglichst große Beweglichkeit zu ermöglichen, erfüllt die Halswirbelsäule aber auch noch eine Schutzfunktion für die Rückenmarksnerven sowie die Blutgefäße.

Das »Halswirbelsäulen-Syndrom«

Das so genannte Halswirbelsäulen-Syndrom ist ein Sammelsurium unterschiedlichster Krankheitsbilder. Die Ursache sind – genau wie bei der Lenden- und Brustwirbelsäule – zunächst meist nur verkrampfte Muskeln, später dann gereizte oder abgenutzte Wirbelgelenke sowie Bandscheibenvorwölbungen, in seltenen Fällen auch Bandscheibenvorfälle. Wegen der großen Beweglichkeit der Halswirbelsäule kommt es auch vor, dass sich die Wirbel verkanten und blockieren.

> Unter dem Begriff Halswirbelsäulen-Syndrom werden verschiedenste Krankheitsbilder zusammengefasst, deren Spannweite von verkrampften Muskeln bis hin zum veritablen Bandscheibenvorfall reichen kann.

Der Entstehungsort entscheidet über die spezifischen Symptome

Man unterscheidet je nach Entstehungsgebiet der Symptome zwischen einem oberen, mittleren und unteren Halswirbelsäulen-Syndrom. Allen gemeinsam sind lokale Schmerzen in dem betroffenen Gebiet. Doch je nach Entstehungsort treten weitere Symptome auf.

DIE HALSWIRBELSÄULE – WIE DIE RISIKOZONE SCHMERZEN MACHT

Je nach Entstehungsort spricht man von einem oberen, mittleren oder unteren Halswirbelsäulen-Syndrom. Die Symptome sind Nackenschmerzen, Schwindel, Übelkeit, Ohrgeräusche oder schmerzende Schulterblätter.

Beim oberen Halswirbelsäulen-Syndrom – es entsteht meist am 2. Halswirbel – kommt es zu Nackenschmerzen, die in den Hinterkopf ausstrahlen, teilweise auch bis in die Stirnregion hinein. Weitere mögliche Symptome sind Schwindel, Übelkeit, Kribbeln der Kopfhaut, Schluckstörungen oder Ohrgeräusche (Tinnitus).

Das mittlere Halswirbelsäulen-Syndrom tritt im Bereich des 3. bis 5. Halswirbels auf (C 3, C 4 oder C 5). Die Schmerzen strahlen bis in die Schulterblätter aus, manchmal noch über die Schulter hinaus. Wenn Nerven eingeklemmt oder beschädigt sind, kann es auch zu Lähmungen der Schultermuskulatur kommen. In ganz seltenen Fällen tritt auch eine Lähmung des Zwerchfells auf.

Das untere Halswirbelsäulen-Syndrom (6. bis 7. Halswirbel, C 6 bis C 7, sowie Übergang zum 1. Brustwirbel) ist gekennzeichnet durch dumpfe, schwer zu lokalisierende Schmerzen und Missempfindungen (Kribbeln, Kältegefühl) in Armen, Händen und Fingern.

Die Behandlungsverfahren bei einem Halswirbelsäulen-Syndrom

Neben normalen Schmerzmedikamenten verschreibt der Arzt häufig muskelentspannende Mittel und/oder spritzt ein lang wirkendes örtliches Betäubungsmittel in den betroffenen Bereich bzw. direkt in die überreizten Nervenwurzeln. Falls es sich um Wirbelblockaden handelt, werden diese manuell eingerenkt (Chirotherapie).

Zum Einsatz kommt auch die so genannte transkutane elektrische Nervenstimulation (TENS), die der Patient bei Schmerzzuständen mit einem kleinen Gerät selbst vornehmen kann. Dazu klebt der Patient zwei kleine Elektroden im betroffenen Bereich auf die Haut und stellt Stromstärke sowie die Frequenz der Stromimpulse so ein, dass die Schmerzen nachlassen.

Ebenfalls in Frage kommen Wärmeanwendungen, z. B. Rotlichtlampe oder Fango-Packungen, Massage, Physiotherapie (Krankengymnastik), Akupunktur oder Entspannungsverfahren wie autogenes Training bzw. die so genannte progressive Muskelentspannung nach Jacobson.

DIE HALSWIRBELSÄULE – WIE DIE RISIKOZONE SCHMERZEN MACHT

Da Bandscheibenvorfälle in der Halswirbelsäule relativ selten sind – seltener als in der Lendenwirbelsäule, jedoch häufiger als in der Brustwirbelsäule – und noch seltener Lähmungen verursachen, ist in den allermeisten Fällen glücklicherweise keine Operation notwendig.

Beckenschiefstand: oft Ursache des Halswirbelsäulen-Syndroms

Eine häufige Ursache des Halswirbelsäulen-Syndroms ist der Beckenschiefstand. Wie bereits ab Seite 40 beschrieben, verbiegt sich die Wirbelsäule aufgrund des geneigten Kreuzbeins seitlich in Form einer Skoliose. Davon sind natürlich nicht nur die Lenden- und Brustwirbelsäule betroffen, sondern eben auch die Halswirbelsäule.

Auch hier kommt es deshalb zu ungleichen Belastungen der Wirbelgelenke sowie Bandscheiben und zu muskulären Verspannungen. Wodurch zum einen die Muskeln schmerzen, zum anderen aber auch der Druck auf die zwischen den Wirbeln austretenden Nerven zunimmt bzw. der Gefäßkanal eingeengt wird. Folge: das besagte Syndrom.

Die oben genannten Behandlungsmethoden können bei Vorliegen eines Beckenschiefstandes zwar die Symptome lindern. Solange dieser aber nicht behoben wurde, kann von Heilung nicht die Rede sein.

Sonderfall Schiefhals – »Torticollis spasmodicus«

Infolge der durch den Beckenschiefstand ausgelösten Skoliose kann es auch zu einem für die Betroffenen besonders belastenden Krankheitsbild kommen – dem Schiefhals, medizinisch Torticollis spasmodicus. Hierbei wird der Kopf von verkrampften Muskeln entweder zur Seite, nach hinten, nach vorn oder gar in eine Rotation (etwa 80 Prozent der Fälle) gezogen.

Genaue Daten zur Häufigkeit des Torticollis sind nicht verfügbar. Schätzungen besagen, dass das Krankheitsbild etwa bei drei von 10.000 Personen auftritt (0,03 Prozent), wobei

---

Da Bandscheibenvorfälle in der Halswirbelsäule selten sind, kann das häufig durch einen Beckenschiefstand verursachte Halswirbelsäulen-Syndrom in der Regel ohne eine Operation behandelt werden.

Ein für die Betroffenen besonders belastendes Krankheitsbild ist der Schiefhals, medizinisch Torticollis spasmodicus. Dabei wird der Kopf von verkrampften Muskeln aus seiner natürlichen Position gezogen.

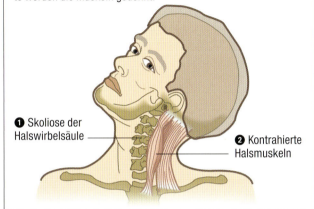

Muskeln verbiegen den Hals

Der Beckenschiefstand bewirkt eine Skoliose der Halswirbelsäule ❶. Im Extremfall ist eine Seite der Halsmuskulatur so stark kontrahiert ❷, dass es zum Schiefhals kommt. Auf der Gegenseite werden die Muskeln gedehnt.

❶ Skoliose der Halswirbelsäule

❷ Kontrahierte Halsmuskeln

> Obwohl der Torticollis eigentlich nur auf einer lokalen Muskelverspannung beruht, kann er darüber hinaus zu einer fatalen Umprogrammierung des Gehirns führen.

Frauen vier- bis fünfmal häufiger betroffen sind als Männer. Derzeit rechnen Experten mit bis zu 100.000 Erkrankten in Deutschland.

Der Torticollis kann bereits bei Säuglingen kurz nach der Geburt oder während der Kindheit auftreten (und ist in den meisten Fällen relativ gut therapierbar, z. B. mit den Methoden von Vojta und Bobath). In 90 Prozent der Fälle entwickelt er sich jedoch im Alter zwischen 31 und 60 Jahren.

Ursachen des Torticollis

Was die Entstehung des Torticollis angeht, ist vieles noch unklar. Eine neuere, auf einem Tierversuch basierende Studie ergab erste Anhaltspunkte dafür, dass zwei kleine Kerne im Mittelhirn, welche die Bewegungen der Augen und die Lage des Kopfes steuern, auch einen Torticollis auslösen könnten.

Für uns ist in diesem Zusammenhang der Beckenschiefstand als Ursache wichtiger. Durch die Skoliose – bzw. die Muskelverkrampfung, die zur Skoliose führt –, ändert sich auch das Muster im Gehirn, das für unser Körperbild und im Weiteren

DIE HALSWIRBELSÄULE – WIE DIE RISIKOZONE SCHMERZEN MACHT

für unsere Körperhaltung maßgeblich ist. Der Torticollis ist nämlich nichts anderes als eine örtlich begrenzte muskuläre Fehlspannung, eine so genannte fokale Dystonie.

Es handelt sich dabei also nicht mehr nur um eine Muskelverspannung. Vielmehr hat sich das Gehirn der ständigen Fehlspannung der Muskeln angepasst und entsprechend umprogrammiert – der Schiefhals ist für das Gehirn zum Normalfall geworden. Und je länger der Beckenschiefstand erhalten bleibt, desto stärker wird das Gehirn umprogrammiert, so dass sich auch der Torticollis im Laufe der Zeit noch weiter verschlimmern kann.

Bei der Torticollis-Behandlung sind drei Verfahren üblich: Gabe von Anticholinergika (blockieren bestimmter Nervenenden), beruhigend-entspannenden Medikamenten (z. B. Valium oder die Injektion von Botunum-Toxin (Botox).

Wie wird der Torticollis behandelt?

Der Arzt kann es mit so genannten Anticholinergika versuchen. Diese Mittel beeinflussen das Nervensystem, indem sie bestimmte Nervenendigungen blockieren und dadurch eine Ent-

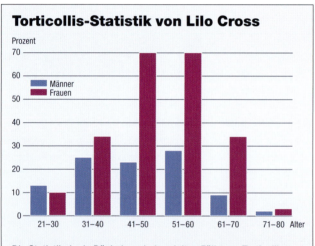

Die Statistik der in Bückeburg behandelten Fälle von Torticollis (Alter: 21–80 Jahre) entspricht in etwa der allgemeinen Torticollis-Statistik, die nahe legt, dass vier- bis fünfmal mehr Frauen als Männer betroffen sind. Die Messungen der Beckenkammhöhe mit dem Acromiopelvimeter ergaben keine statistisch relevanten altersbezogenen Unterschiede und sind deshalb nicht mit in das Diagramm aufgenommen worden.

krampfung der Muskeln herbeiführen können. Der gewünschte Effekt zeigt sich kurzfristig bei knapp 40 Prozent der Patienten. In den seltensten Fällen aber kommt es dadurch zu einer dauerhaften Heilung.

Eine andere Möglichkeit sind beruhigende und zugleich entspannende Medikamente (Benzodiazepine) wie etwa Valium. Diese Substanzen wirken bei 11 bis 20 Prozent der Patienten, haben aber einen ganz entscheidenden Nachteil: Sie können leider abhängig machen.

> Beim Botox handelt es sich um das Gift eines Lebensmittelbakteriums, das in den fehlgespannten Muskel gespritzt wird, um ihn zu lähmen. Die Behandlung muss kontinuierlich alle drei Monate wiederholt werden.

Therapiemethode Nummer drei ist das so genannte Botulinum-Toxin (Botox). Dabei handelt es sich um das stark wirksame Gift des Lebensmittelbakteriums Clostridium botulinum. Es wird in die verkrampften Muskeln injiziert und greift ebenfalls in das Nervensystem ein, indem es die Freisetzung eines Botenstoffes (Acetylcholin) blockiert und so zu einer bewussten Lähmung des fehlgespannten Muskels führen kann. Die Wirkung hält etwa drei Monate lang an. Vorteil ist, dass der Patient in der Regel »nur« alle drei Monate mit Botox behandelt werden muss. Nachteil: Gelangt das Gift zu anderen Nervenenden als den gewünschten, blockiert es auch hier den Botenstoff. Als unkalkulierbare Nebenwirkungen können dann beispielsweise lebensgefährliche Lähmungen der Atemmuskulatur oder auch Schluckstörungen auftreten.

Beckenschiefstand beheben – Torticollis heilen

Falls ein Beckenschiefstand die Ursache des Torticollis ist, sind die anfangs genannten Therapien ein reines Herumdoktern an den Symptomen. Wenn wir hingegen den Beckenring in Ordnung bringen, werden sich echte Erfolge zeigen, die nicht nur einige Monate anhalten.

> Vielen Torticollis-Patienten konnte bereits mit der Cross-Methode geholfen werden. Die Behandlung ist zwar etwas zeitaufwändig. Aber nach ein oder zwei Jahren konnten erstaunliche Erfolge erzielt werden.

Die Behandlung nimmt zwar einige Zeit in Anspruch, denn die Torticollis-Patienten müssen nach der Erstbehandlung in der Regel noch mehrfach in meiner Praxis in Bückeburg betreut werden. Doch nach ein, zwei oder auch drei Jahren sind mit meiner Therapie in der Regel sehr erstaunliche Erfolge zu verzeichnen, bis hin zum völligen Verschwinden der Krankheitssymptome. Von 1.845 statistisch erfassten Patienten hatten 358 einen Torticollis. Sehr viele von ihnen erlebten mit meiner Methode eine bemerkenswerte Linderung, viele konnten geheilt werden.

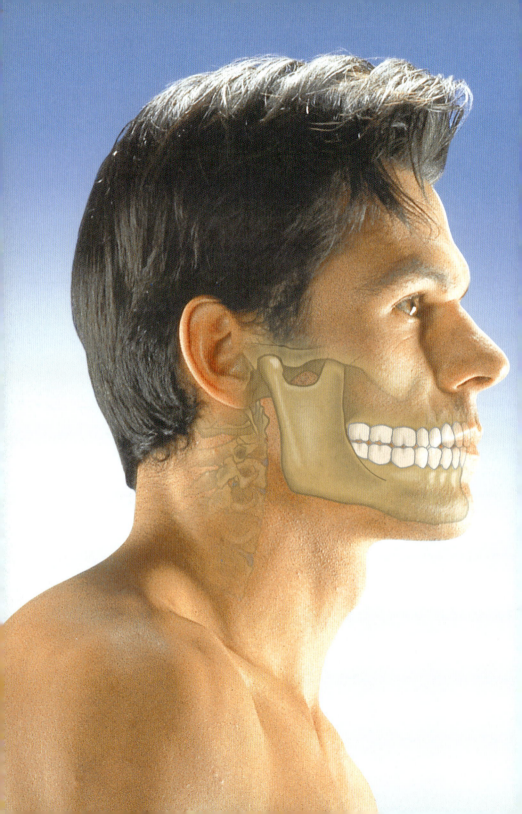

Endpunkt der Leidenskette des Körpers
DAS KIEFER-GELENK
Wenn der Schmerz im Kopf Zähne zeigt

Die vom Becken ausgehenden Muskelketten reichen über die gesamte Wirbelsäule bis zum Schädel und Kiefergelenk. Eine Schiefstellung des Beckens hat daher auch Einfluss auf die Stellung des Unterkiefers. Zahlreiche Krankheitssymptome – z. B. Schmerzen im Kiefergelenk, Migräne, Ohrgeräusche und Hörsturz oder die äußerst schmerzhafte so genannte Trigeminusneuralgie – können hier ihren Ursprung haben, sind jedoch letztendlich in vielen Fällen auf die Schiefstellung des Beckens zurückzuführen. Doch vom Kiefergelenk ausgehend, kann umgekehrt auch die Statik der Wirbelsäule bis hinunter zur Brustwirbelsäule beeinflusst werden. Zusätzlich zur Beckenkorrektur muss deshalb stets auch die Stellung des Unterkiefers kontrolliert und gegebenenfalls korrigiert werden.

DAS KIEFERGELENK – WENN DER SCHMERZ IM KOPF ZÄHNE ZEIGT

Kiefergelenk – kraftvoll und beweglich zugleich

Der Unterkiefer ist über zwei Gelenke am Schädelknochen befestigt. Diese Gelenke ermöglichen dem Unterkiefer eine große Bandbreite von Bewegungen: Vor und zurück, zu den Seiten sowie die Drehung (Rotation) nach links und rechts. Nur durch diese Bandbreite können wir unsere Nahrung mit den Zähnen angemessen zerkleinern.

In unmittelbarer Nähe der beiden Gelenke befinden sich die Gehörgänge zum Innenohr sowie verschiedene wichtige Nervenbahnen, u. a. der Sehnerv, der Hörnerv sowie der Trigeminusnerv, der für die Versorgung großer Teile des Gesichts zuständig ist.

Im Unter- und Oberkiefer sind jeweils 14 bis 16 Zähne fest mit dem Knochen verbunden. Der Druck, mit dem die Kaumuskulatur die beiden Zahnreihen aufeinanderpressen kann, ist gewaltig. Er kann bis zu 300 oder 400 Kilogramm betragen.

Becken schief, Zähne schief

Wenn eine der Beckenschaufeln im Iliosakralgelenk blockiert ist, entsteht eine funktionelle Beinlängendifferenz sowie eine Skoliose der Wirbelsäule (mehr dazu ab Seite 41). Doch nicht nur das: Auch der Unterkiefer wird durch den ungleichen Muskelzug seitlich verschoben, so dass die Zahnreihen von Ober- und Unterkiefer beim Zubeißen nicht mehr exakt aufeinander liegen. Sofern keine Bissregulierung von einem Zahnarzt vorgenommen wurde, kann man dies sehr eindrucksvoll an der Achsenverschiebung der oberen und unteren Schneidezähne sowie an den Lippenbändchen (anatomischen Fixpunkten, falls nicht mehr alle Zähne vorhanden sind) erkennen – im Normalfall stehen Zähne und Lippenbändchen passgenau übereinander.

Eine entsprechende Untersuchung, die ich gemeinsam mit dem Zahnart Dr. Wolfgang Stute bei 558 Patienten durchgeführt habe, belegt dies eindeutig: Bei 32 Prozent der Patienten mit Beckenschiefstand war der Unterkiefer in Richtung der höher stehenden Seite verschoben, bei 68 Prozent zur anderen Seite.

DAS KIEFERGELENK – WENN DER SCHMERZ IM KOPF ZÄHNE ZEIGT

Das Kiefergelenk: Muskeln und Nerven

Starke Muskeln, neben anderen der Schläfenmuskel ❶ und vor allem der Kaumuskel (Musculus masseter) ❷, ermöglichen Kaubewegungen mit mehreren hundert Kilogramm Druck. Das Kiefergelenk ❸ sitzt in unmittelbarer Nähe zum Gehörgang ❹. Dort verlaufen auch zahlreiche Nerven: der äußere Hörnerv ❺ und der Trigeminusnerv ❻ mit seinen Ästen ❻. Der Musculus masseter ❷ und der neu entdeckte Keilbein-Unterkiefer-Muskel (Musculus sphenomandibularis) ❼ sind vermutlich Auslöser von Kopfschmerzattacken.

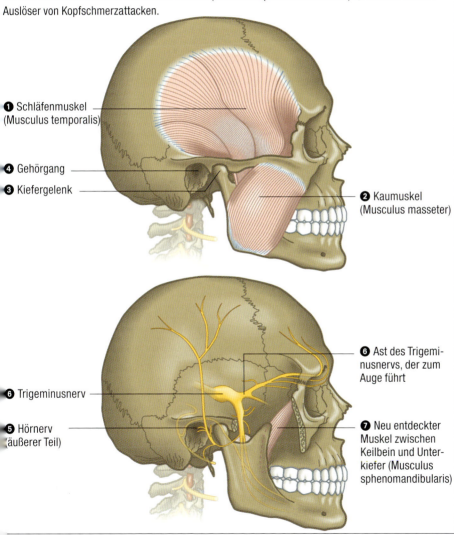

❶ Schläfenmuskel (Musculus temporalis)
❹ Gehörgang
❸ Kiefergelenk
❷ Kaumuskel (Musculus masseter)
❻ Ast des Trigeminusnervs, der zum Auge führt
❻ Trigeminusnerv
❺ Hörnerv (äußerer Teil)
❼ Neu entdeckter Muskel zwischen Keilbein und Unterkiefer (Musculus sphenomandibularis)

DAS KIEFERGELENK – WENN DER SCHMERZ IM KOPF ZÄHNE ZEIGT

Die Folgen des verschobenen Unterkiefers

Durch Fehlstellung des Unterkiefers werden auch die Kiefergelenke fehlbelastet, was zu Reizzuständen und Entzündungen in den Gelenken und damit verbundenen Gelenkschmerzen führen kann. In den Kiefergelenken befinden sich kleine Stoßdämpfer aus Knorpel. Auf lange Sicht werden diese durch die Fehlstellung angegriffen bzw. zerstört, was gleichfalls Schmerzen hervorruft. Die Schmerzen können jedoch nicht nur am Gelenk selbst auftreten, sondern auch im Auge, in den Schläfen, um das Ohr, am Hals oder sogar in Nacken und Schulter. Und weil sich die Unterkieferseite des Gelenks nicht mehr korrekt in der Gelenkkapsel bewegt, entstehen beim Öffnen des Mundes oder beim Kauen oft Knackgeräusche, die der Patient wegen der Nähe des Gelenks zum Gehörgang oft deutlich wahrnimmt. Dies ist häufig das erste Warnsignal.

Auch die Zähne leiden

Da die Zähne sich nicht mehr in Normalstellung befinden, werden sie ungleichmäßig abgenutzt. Für die Zähne ist es besser, wenn sie nur senkrechten Druck bekommen; da sie nun allerdings mehr seitlich belastet werden, können sie selbst schmerzen und sich lockern.

Dies insbesondere dann, wenn der Betroffene zu den nächtlichen »Zähneknirschern« gehört. Wird er nicht von seinem Partner oder dem Zahnarzt darauf aufmerksam gemacht, merkt er es vermutlich nicht einmal. Denn das Knirschen passiert mehrfach in der Nacht während der Traumphasen (REM-Schlaf). Der Knirscher wundert sich möglicherweise nur, dass seine Zähne schmerzen und die Kaumuskulatur »müde« und verspannt ist.

Migräne durch Muskelverspannung bei einer Becken- und Unterkieferfehlstellung

Manche Patienten mit Becken- und Unterkieferfehlstellung leiden unter Migräne. Über welche Mechanismen sie entsteht, ist wissenschaftlich noch nicht eindeutig geklärt. Es spricht jedoch einiges dafür, dass eine permanente Überlastung zweier Muskeln dafür verantwortlich ist: die des Schläfenmuskels (Musculus temporalis) und die des erst im Jahre 1996 entdeckten Musculus

---

Sofern keine Bissregulieru vorgenommen wird, lässt sich deutlich eine Achsenverschiebung der oberen und unteren Schneidezähn erkennen – was zu ungleic mäßiger Abnutzung und al Folge davon zu Schmerzen und Verspannungen der Ka muskulatur führen kann.

Die Verschiebung des Unte kiefers belastet die Kiefergelenke (Entzündungen, G lenkschmerzen) und kann eine Migräne durch Muske verspannung hervorrufen.

sphenomandibularis, der vom Unterkieferknochen bis kurz unterhalb des Auges verläuft.

Vor allem bei nächtlichen Zähneknirschern geraten die in diesen Muskeln befindlichen Muskelspindeln aus dem Gleichgewicht. Sie leiten an das Gehirn permanent Informationen über den Grad der Muskelanspannung weiter. Bei zu starker Muskelanspannung sorgt das Gehirn dann im Normalfall dafür, dass der Muskel reflexartig wieder in den Normalzustand zurückgeführt wird. Fällt diese wichtige Funktion aber aus, so kann der entspannende Reflex nicht zustande kommen, da das Gehirn ja gar nicht oder nicht ausreichend über den Spannungszustand informiert wird.

Die daraus resultierende permanente Anspannung der Muskeln führt zu einem übermäßigen Verbrauch des Nervenbotenstoffes Serotonin, der auch für die Schmerzfilterung im Gehirn von entscheidender Bedeutung ist. Üblicherweise, so ausreichend Serotonin zur Verfügung steht, bleibt der Filter so weit geschlossen, dass nicht jede Muskelverspannung gleich einen Schmerz auslöst. Fehlt aber das Serotonin, weil speziell von den oben genannten Muskeln Unmengen verbraucht werden, öffnet sich der Filter und lässt die Schmerzimpulse durch. Es entstehen Spannungskopfschmerzen bzw. Migräne.

Schwindel, Hörsturz, Ohrgeräusche

Eine weitere Folge des verschobenen Unterkiefers können Schwindelgefühle, der Hörsturz oder ein permanentes Klingeln bzw. Rauschen im Ohr (Tinnitus) sein. Schwindel kennt jeder. Wie sich Schwindel äußert, muss deshalb nicht erklärt werden. Bei einem Hörsturz hört der Betroffene von einer auf die andere Sekunde auf einem Ohr gar nichts oder so gut wie nichts mehr; bei einigen entstehen unangenehme blecherne Geräusche. Oft entwickelt sich daraus ein Tinnitus, der jedoch auch ohne Hörsturz auftreten kann. Den Tinnitus kennen hierzulande etwa 15 Prozent der Erwachsenen aus eigener Erfahrung. Bei ca. 1,5 Millionen Menschen ist er so stark ausgeprägt, dass deren Alltagsleben darunter leidet, und er kann sogar Grund für Selbstmordgedanken sein. Kein Wunder, wachen die Betroffenen doch mit einem ständigen Geräusch im Ohr auf – und schlafen mit ihm auch wieder ein –, das nur sie selbst hören.

Weitere Folgen eines verschobenen Unterkiefers können beispielsweise Schwindel, Hörsturz oder ein ständiges Rauschen im Ohr (so genannter Tinnitus) sein.

DAS KIEFERGELENK – WENN DER SCHMERZ IM KOPF ZÄHNE ZEIGT

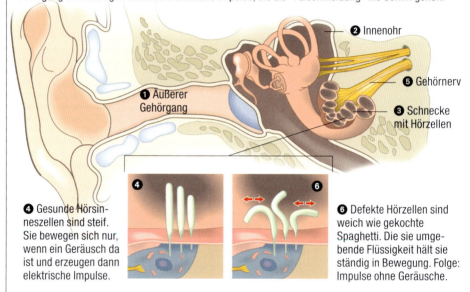

Tinnitus: Die Hörsinneszellen sind defekt

Über den Gehörgang ❶ gelangen Schallwellen ins Innenohr ❷. In der so genannten Schnecke ❸ werden die Schallwellen von den Hörsinneszellen ❹ in elektrische Impulse umgewandelt und über den Gehörnerv ❺ in das Gehirn weiter geleitet. Defekte Hörsinneszellen ❻ sind ständig in Bewegung und erzeugen dauernd elektrische Impulse, die als »Falschmeldung« ins Gehirn gehen.

❷ Innenohr
❶ Äußerer Gehörgang
❺ Gehörnerv
❸ Schnecke mit Hörzellen

❹ Gesunde Hörsinneszellen sind steif. Sie bewegen sich nur, wenn ein Geräusch da ist und erzeugen dann elektrische Impulse.

❻ Defekte Hörzellen sind weich wie gekochte Spaghetti. Die sie umgebende Flüssigkeit hält sie ständig in Bewegung. Folge: Impulse ohne Geräusche.

Die Ursache für diese drei Leiden kann im Kiefergelenk liegen. Denn durch die seitliche Verschiebung des Unterkiefers drückt eine Seite des Kiefergelenks möglicherweise auf Blutgefäße, die auch für die Versorgung des Innenohrs zuständig sind. Und hier sitzen nicht nur die Hörsinneszellen, die versorgt werden wollen, sondern auch das Gleichgewichtsorgan. Wird die Versorgung aber kurz- oder auch längerfristig gestört, kann es zu den genannten Symptomen kommen.

Wenn sich ein Auge verzieht – leidvolles Schicksal mancher Torticollis-Patienten

Besonders bei manchen Torticollis-(Schiefhals)-Patienten kommt es vor, dass ein Auge schief steht, so dass es in eine andere Richtung schielt. Bei Torticollis verziehen die Halsmuskeln

Bei Fehlstellung des Unterkiefers kann durch das Verziehen der Muskeln auch das Auge schief gezogen werden – was besonders bei manchen Torticollis-Patienten zu beobachten ist

DAS KIEFERGELENK – WENN DER SCHMERZ IM KOPF ZÄHNE ZEIGT

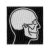

den Kopf meist durch eine Rotationsbewegung zur Seite. Über die bereits beschriebenen Muskelketten wird auch das Kiefergelenk bzw. der Unterkiefer seitlich verschoben. Doch wie kommt es, dass auch das Auge verzogen wird?

Auch das Auge ist natürlich muskulär geführt. Wenn nun die Führung der Muskeln durch eine Fehlstellung des Unterkiefers schief gezogen wird, werden auch die Augen schief gezogen. Vermutlich ist dafür ebenfalls der Musculus sphenomandibularis mitverantwortlich. Denn er setzt auf der einen Seite am Unterkiefer an, auf der anderen Seite kurz unterhalb des Auges (hinter der Augenhöhle). Auch wenn es noch nicht wissenschaftlich belegt ist, wird er es wohl sein, der bei einem verschobenen Unterkiefer das Auge aus seiner normalen Achsenstellung zieht.

»Trigeminusneuralgie«: Mehr Schmerz geht nicht

Die so genannte Trigeminusneuralgie ist ein Nervenschmerz (Neuralgie) des Trigeminusnervs, der mit drei Ästen weite Teile des Gesichts versorgt. Die Schmerzattacken sind zwar kurz – wenige Sekunden bis maximal rund zwei Minuten –, jedoch von äußerster Heftigkeit. Der Schmerz äußert sich genau in den speziellen Körperregionen, die der Nerv versorgt, nämlich im Gesicht sowie im Kiefer.

Eine einheitliche Erklärung der Ursachen gibt es noch nicht, nur mehr oder weniger fundierte Hypothesen. Der Schmerzimpuls wird manchmal durch Kälte ausgelöst, die über so genannte Triggerpunkte zur Reizung des Nervs führt. Häufiger taucht der Schmerz beim Kauen oder Sprechen auf. Es liegt also nahe, eine Beteiligung des Kiefergelenks zu vermuten, da der Trigeminusnerv in unmittelbarer Nähe dieses Gelenks verläuft und eventuell durch entzündliche Veränderungen am Gelenk oder auch rein mechanisch durch Druck gereizt werden könnte.

Möglicherweise wird auch die äußerst schmerzhafte Trigeminusneuralgie (ein Schmerz des Trigeminusnervs, der weite Teile des Gesichts versorgt) durch eine Fehlstellung des Unterkiefers verursacht.

Doppelstrategie: Becken und Kiefer richten

Alle genannten Beschwerdebilder, für die auf den ersten Blick allein das Kiefergelenk verantwortlich zu sein scheint, können ihre Ursache in einem Beckenschiefstand haben. Es müssen al-

DAS KIEFERGELENK – WENN DER SCHMERZ IM KOPF ZÄHNE ZEIGT

INFO Schwindel und Hörstörungen

Schwindel und Hörstörungen können, müssen aber nicht unbedingt Folge eines verzogenen Kiefergelenks sein. Beide Symptome können eine Vielzahl weiterer Ursachen haben. Hier die wichtigsten:

Schwindel ohne Hörstörung:

- Niedriger Blutdruck kann eine Störung des Gleichgewichtsempfindens bzw. das Empfinden von Schwindel auslösen. Nach längerem Sitzen/Liegen wird Ihnen beim Aufstehen schwindelig.

- Auch zu hoher Blutdruck kann zu Schwindel führen, häufig in Kombination mit Kopfschmerzen.

- Durch zahlreiche Medikamente kann ein Schwindel ausgelöst werden.

- Vielen Menschen wird schwindelig, wenn sie in Auto, Zug oder Schiff verreisen.

- Tritt der Schwindel mit weiteren Symptomen wie Gefühlsstörungen, Seh- oder Sprachstörungen auf, so sollte man schleunigst einen Arzt aufsuchen. Mögliche Ursache: Schlaganfall oder Hirntumor.

Schwindel mit Hörstörung:

- Schwindel mit Gleichgewichtsstörungen, einseitige und zunehmende Hörstörung können ein Warnsignal für ein so genanntes Akustikusneurinom sein, einen gutartigen Tumor, der sich durch eine Operation entfernen lässt.

- Bei einseitiger Schwerhörigkeit verbunden mit Ohrgeräuschen, Übelkeit und heftigen Schwindelanfällen kann es sich um die so genannte Menièresche Erkrankung handeln. Ursache ist eine Störung der Flüssigkeitsverteilung im Innenohr. Wie sie zustande kommt, ist jedoch noch nicht endgültig geklärt.

Alle genannten Beschwerden können von einer Fehlstellung des Unterkiefers abgeleitet werden – die unbedingt behoben werden muss, da sie ansonsten die Wirbelsäule bis zur Brustwibelsäule wieder in eine Feh haltung ziehen kann.

so logischerweise das Becken sowie die gesamte Wirbelsäule wieder in eine symmetrische Form gebracht werden.

Das allein jedoch reicht meist nicht aus. Denn der seitlich verschobene Unterkiefer wird nach jahrelanger Fehlstellung beim Erwachsenen nicht von allein wieder in die richtige Lage »rutschen«. Der Grund: Nach einiger Zeit verändern sich auch grundlegende Strukturen der Kiefer bis hin zu den Zähnen, so dass der Zustand fixiert wird. Die Zahn- und Kieferfehlstellung

DAS KIEFERGELENK – WENN DER SCHMERZ IM KOPF ZÄHNE ZEIGT

Auf der Grundlage von Gebissvermessungen, Röntgenaufnahmen sowie Abdrücken von Unter- und Oberkiefer lässt der Zahnarzt zur Zahn- und Kieferregulierung eine so genannte Funktionsschiene anfertigen.

müssen deshalb unbedingt behandelt werden. Denn auch der verschobene Unterkiefer wirkt nach unten über muskuläre Ketten und kann die Wirbelsäule bis zur Brustwirbelsäule auch nach Beseitigung des Beckenschiefstandes wieder in eine Fehlstellung ziehen.

Was kann der Zahnarzt tun?

Zunächst einmal muss der Zahnarzt natürlich das Gebiss genauestens vermessen, Röntgenaufnahmen und Abdrücke sowohl vom Unter- als auch Oberkiefer machen. Auf dieser Basis wird er eine so genannte Funktionsschiene anfertigen lassen, die den korrekten Biss und damit die normale Position der Kiefergelenke wiederherstellt. Eventuell müssen einzelne Zähne sehr vorsichtig eingeschliffen werden, andere mit Füllungen, Kronen und Brücken versorgt werden.

Erfolgreiche Kooperation: Kieferregulierung und Cross-Therapie

Grundlegende Behandlungserfolge sind bei Kombination von Cross-Therapie und zahnärztlicher Kieferregulierung zu vermelden. Bei 40 Prozent der Patienten zeichnete sich schon am ersten Tag nach Einsetzen der Funktionsschiene eine deutliche Besserung ab.

Daneben muss natürlich die Schiefstellung des Beckens beseitigt werden – durch Mobilisation der Gelenke und nachfolgende Stabilisierung der wieder gewonnenen symmetrischen Muskelfunktion.

Die Statistik gibt dieser schlüssigen Doppelstrategie – Kieferregulierung plus Cross-Therapie – eindeutig Recht: Bei 40 Prozent der Patienten, die bereits mit der Cross-Therapie behandelt und zusätzlich zahnärztlich betreut wurden, zeigte sich bereits am ersten Tag nach Einsetzen der Funktionsschiene eine deutliche Besserung der Beschwerden, nach drei Tagen waren es bereits 70 Prozent. Und nach vier Wochen waren bereits 85 Prozent der Patienten schmerzfrei. Die übrigen 15 Prozent erzielten mit zusätzlichen naturheilkundlichen Verfahren weitere Linderung.

Ganz besonders am Beispiel der Kiefergelenke und ihrer vielfältigen Probleme erweist sich die ganzheitliche und fachübergreifende Zusammenarbeit zwischen dem in die Behandlung einbezogenen Fachpersonal als optimal, um den Patienten wieder zu dem zu machen, was er von Natur aus war: ein gesunder, ein symmetrischer Mensch.

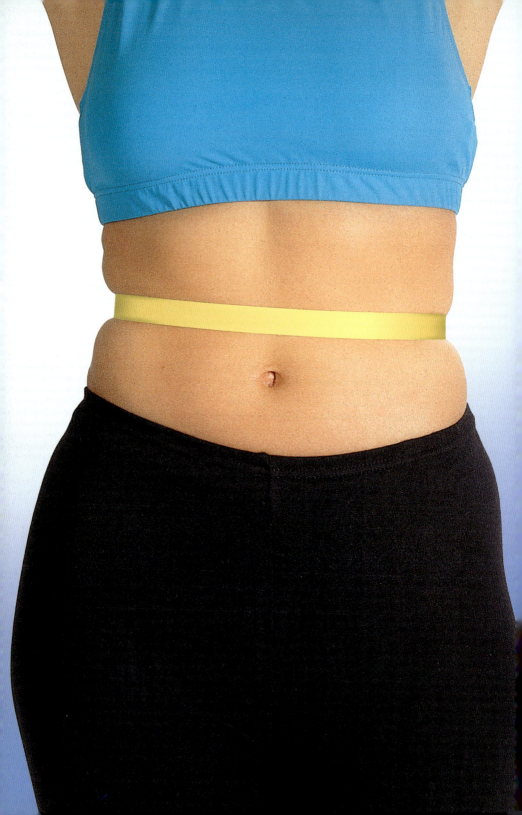

DER TEST
Bin ich etwa auch »schief«?

Die Entwicklung vom geraden Becken zum Beckenschiefstand mit all seinen Folgen geht nicht von heute auf morgen. Auch wenn die eigentliche Ursache, die Blockierung einer der Beckenschaufeln im Iliosakralgelenk, nur eine Sache von Sekunden ist. Doch den Übergang vom gesunden symmetrischen Menschen zum kranken asymmetrischen bemerken wir gar nicht, da er sehr langsam verläuft. Aus diesem Grunde will ich Ihnen Anhaltspunkte liefern, mit deren Hilfe Sie einer Asymmetrie auf die Schliche kommen können. Doch es sind halt nur Anhaltspunkte. Eine exakte Befunderhebung kann der folgende Test nicht ersetzen. Sollten sich bei Ihnen Anzeichen ergeben, die auf eine Beckenschiefstellung hinweisen, so rate ich Ihnen, dies genauer untersuchen zu lassen.

Vier Tests – in maximal 15 Minuten durchführbar

Ich werde Ihnen im Folgenden vier verschiedene Anhaltspunkte nennen, an denen sich ein Beckenschiefstand rein äußerlich erkennen lässt. Drei der Tests können Sie allein vornehmen. Für den vierten benötigen Sie einen Helfer – vorzugsweise den Partner, da Sie sich nackt ausziehen oder zumindest bis auf einen schmalen Slip entkleiden müssen. Viel Zeit benötigen Sie nicht, auch keine großartigen Messgeräte. Machen Sie's einfach und schauen Sie, was dabei herauskommt. Sie können dann immer noch entscheiden, ob Sie eine fachgerechte Befunderhebung machen lassen wollen oder nicht. Sollten die Tests aber einen Hinweis auf eine Schiefstellung ergeben, so wäre dies eine fachkundige Überprüfung wert. Als kleinen Einstieg in die Tests stellen Sie sich doch einfach mal angezogen vor einen Spiegel. Prüfen Sie nach, ob Gürtel, Rock- bzw. Hosenbund schief sitzen. Und überlegen Sie mal kurz, ob bei Ihnen schon einmal eine Hose nur auf einer Seite gekürzt werden musste.

Anhand von vier einfachen Tests lassen sich erste Anhaltspunkte für einen möglicherweise vorhandenen Beckenschiefstand gewinnen.

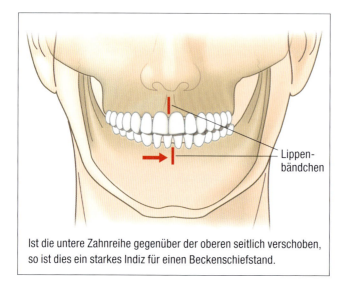

Ist die untere Zahnreihe gegenüber der oberen seitlich verschoben, so ist dies ein starkes Indiz für einen Beckenschiefstand.

Das Gebiss muss passen – Überprüfung mit dem Lückentest

Sie erinnern sich vermutlich noch an das Kapitel über das Kiefergelenk. Ein Beckenschiefstand bewirkt über Muskelketten nach einiger Zeit auch eine Fehlstellung des Unterkiefers gegenüber dem Oberkiefer – er ist seitlich verschoben, manchmal um mehrere Millimeter. Ist das der Fall, so stehen die sich entsprechenden Zähne des Ober- und Unterkiefers nicht mehr exakt übereinander. Und das können Sie sehen.

Stellen Sie sich so nah vor einen Spiegel, dass Sie Ihre Zähne darin erkennen können und lassen Sie die Zähne ein paar Mal hintereinander aufeinander klacken. Dann öffnen Sie Ihre Lippen – ohne die Zähne zu verschieben – und vergleichen die Lücke zwischen den zwei oberen und den zwei unteren Schneidezähnen. Stehen die Lücken exakt übereinander? Sind sie seitlich verschoben? Um wie viel Millimeter etwa? In welche Richtung ist der Unterkiefer gegebenenfalls gegenüber dem Oberkiefer verschoben?

Sollten Sie eine Abweichung feststellen, so kann das ein Indiz für eine Beckenfehlstellung sein. Allerdings nur dann, wenn Sie noch keine Kieferoperation hinter sich haben bzw. durch gezogene Zähne noch keine Lücken entstanden sind. In den Fällen ist dieser Test leider nicht mehr aussagekräftig.

> Vor dem Spiegel wird vieles klarer: Machen Sie den Lückentest der Zähne, einen Vergleich der Schulterhöhe, den Bauchfaltentest. Zur Überprüfung der Pofalten sind allerdings fremde Hilfe sowie Wasserwaage und Lineal nötig.

Die Bauchfalte muss waagerecht verlaufen – Test mit dem Gummiband

Stellen Sie sich bitte aufrecht vor einen großen Spiegel und betrachten Sie die Bauchfalte, die genau oberhalb des Hüftknochens, wenige Zentimeter oberhalb des Bauchnabels, verläuft.

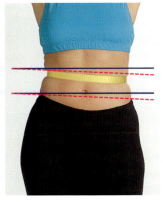

Bauchfalte waagerecht? Erste Überprüfung mit einem Band

DER TEST – BIN ICH ETWA AUCH SCHIEF?

Wenn Sie keine Falte erkennen können, nehmen Sie bitte ein Gummiband zu Hilfe (eines von der Sorte, die auch in Hosen mit Gummizug steckt) und streifen es sich über, so dass es links und rechts jeweils auf dem Beckenkamm aufliegt.

Verläuft es vor dem Bauch (bzw. der Bauchfalte) waagerecht? Wenn nicht, kann auch dies wiederum ein Indiz für einen Beckenschiefstand sein.

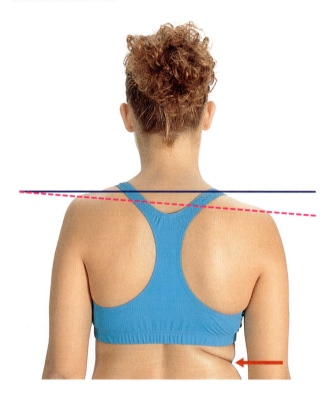

Einfacher Test vor einem Spiegel: Sind die beiden Schultern gleich hoch? Gibt es ein größeres Taillendreieck auf der hohen Seite des Beckens?

Schulter-Test vor dem Spiegel

Sie stehen ja ohnehin gerade ganz locker vor dem Spiegel – bitte versuchen Sie jetzt nicht, sich gerade auszurichten! Dann betrachten Sie doch einmal Ihre Schultern. Sind beide auf der gleichen Höhe? Oder erkennen Sie mit bloßem Auge bereits, dass eine Seite höher steht als die andere? Es ist übrigens überwiegend die linke.

Stehen die Schultern wirklich waagerecht zueinander, so ist das ein gutes Zeichen: Selbst wenn bei Ihnen ein Beckenschiefstand vorliegen sollte, halten sich die muskulären Folgen noch in Grenzen.

Pofalten mit Hilfe einer Wasserwaage überprüfen

Sie benötigen jetzt einen recht vertrauten Helfer sowie möglichst eine Wasserwaage. Stellen Sie sich aufrecht hin – nach Möglichkeit nackt oder nur mit einer schmalen Unterhose bekleidet. Ihr Helfer kniet sich hinter Ihnen auf den Boden und hält eine Wasserwaage (und ein Lineal) in Höhe der Pofalten an Ihr linkes und rechtes Bein. Was sagt die Wasserwaage: Perfekt gerade? Schief oder sehr schief? Gerade ist prima, schief ist sicherlich überprüfungswürdig.

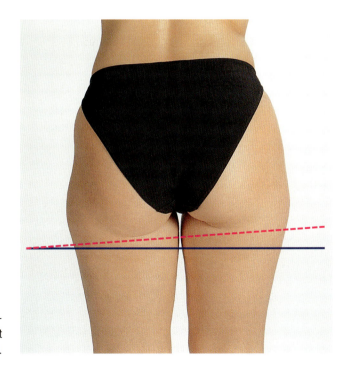

Verläuft die Pofalte waagerecht? Überprüfung mit Wasserwaage und Lineal.

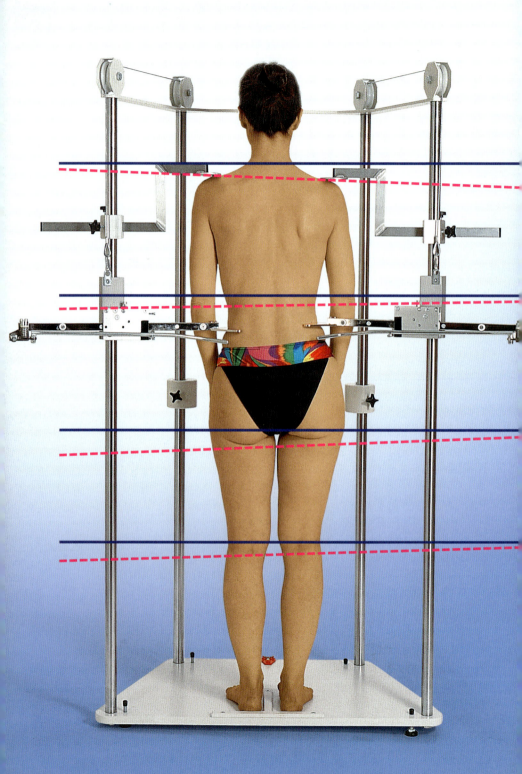

DIE CROSS-METHODE

Geschichte, Verfahren, Lehre

Die Cross-Methode ist ein ganzheitliches Behandlungskonzept, das die in den vorangehenden Kapiteln beschriebenen Folgen eines Beckenschiefstands beseitigen, lindern oder sogar verhüten kann. Zu diesem Zweck muss zunächst eine detaillierte Befunderhebung vorgenommen werden. Dabei wird u.a. ein von mir selbst entwickeltes Messgerät eingesetzt – das Acromiopelvimeter. Mit diesem Gerät lässt sich die Höhe der Beckenkämme exakt messen und damit ein möglicher Beckenschiefstand nachweisen. Liegt ein solcher vor, wird er von mir sofort korrigiert und anschließend nochmals vermessen, um den Unterschied zu dokumentieren. Dann erst beginnt die eigentliche Behandlung, bei der dem Patienten eine wichtige, aktive Rolle zukommt.

Das Wichtigste ist die Ursachenforschung

Wer kennt das nicht: Man geht zum Arzt, weil man beispielsweise unter sehr starken oder immer wiederkehrenden Kopfschmerzen leidet – und verlässt die Praxis zuweilen wenige Minuten später mit einem Rezept in der Hand, ohne dass eine eingehende, zeitaufwändige Untersuchung stattgefunden hätte. Es bleibt in solchen Fällen in der Regel unklar, ob es sich bei den Leiden um eine Migräne oder beispielsweise um einen Spannungskopfschmerz handelt. Zumindest hätte festgestellt werden müssen, wie oft und unter welchen Umständen die Probleme auftreten. Derlei Fragen gibt es natürlich noch viel mehr, und ihre Beantwortung ist für die Behandlung des Patienten eminent wichtig. Ich habe übrigens das Beispiel Kopfschmerz ganz bewusst gewählt, denn gerade bei verschiedenen Kopfschmerztypen setzt die Therapie sehr unterschiedlich an.

Ursachenforschung lautet hier das Stichwort. Und von daher beginnt die Cross-Methode immer mit dem Erkunden der tiefer liegenden Ursachen für die offenkundigen Beschwerden. Denn nur wenn die Ursachen beseitigt werden, kann dem Patienten langfristig geholfen werden. Alles andere wäre lediglich ein Laborieren an Symptomen.

Cross-Methode: Am Anfang steht immer die Erkundung der tiefer liegenden Ursachen für die offenkundigen Beschwerden.

Die familiären Wurzeln der Cross-Methode

Das Wohl der Menschen war bereits meinem Großvater Dr. med. Friedrich Hey (1864–1961), Arzt und Missionsarzt in Afrika, das wichtigste Anliegen. Sein Hauptinteresse galt den Naturheilverfahren, über die er mehrere Bücher schrieb (z. B. die Titel »Wegweiser über Leiden, Krankheiten und Heilung« oder auch »Gesundheitsquell«). Immerhin wurde er wegen seiner bedeutenden Publikationen zum Ehren-Professor einer renommierten französischen Universität ernannt.

Wen mag es da wundern, dass mein Vater, Dr. med. Theophil Hey (1912–1963), in die Fußstapfen seines Vaters trat und sich auch mit Naturheilkunde und Chirotherapie (griechisch chiro =

Natürliches Heilen wurde Lilo Cross als familiäres Erbe gleichsam in die Wiege gelegt. Das Hauptinteresse des Großvaters galt den Naturheilverfahren. Ihr Vater befasste sich mit Naturheilkunde und Chirotherapie.

Hand) befasste. Wobei Letztere sich vor allem solchen Muskelverspannungen und Knochenverschiebungen zuwendet, die sich mit den Händen ertasten und oft auch beseitigen lassen. Ein anderer gebräuchlicher Begriff dafür ist »Manuelle Medizin« (lateinisch manu = Hand).

Einfache Verfahren können bei der Behandlung schon Wunder wirken

Ich selbst (1940 in Hameln geboren) konnte von daher hautnah miterleben, wie mein Vater erstaunliche Heilerfolge bei seinen Patienten erzielte. Nicht etwa durch den Einsatz von moderner Hightech-Medizin oder durch die Verabreichung von Medikamenten, sondern mit ziemlich einfachen Mitteln: Massagen, Packungen oder auch ganz gezielten Handgriffen.

Der Vater erzielte erstaunliche Heilerfolge mit ganz einfachen Mitteln: Massagen, Packungen oder auch ganz gezielten Handgriffen.

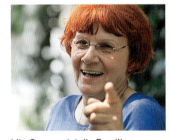

Lilo Cross setzt die Familientradition natürlichen Heilens fort.

Es war kaum zu fassen: Er sah den Patienten einfach nur an, beobachtete, wie er stand und ging, befragte ihn ausführlich über seine Beschwerden und wusste dadurch im Handumdrehen, was ihm fehlte und wie die Behandlung aussehen musste. So wurde mein Vater ziemlich schnell bekannt.

Auch zahlreiche Prominente ließen sich von ihm behandeln, wie beispielsweise der frühere Chef eines bekannten deutschen Automobilkonzerns, ein ehemaliger Präsident des Deutschen Bauernverbandes und noch viele andere.

Offensichtlich hatte sich sein Ruf sogar bis in die Vereinigten Staaten von Amerika herumgesprochen. Denn eines Tages tauchte der Leiter eines Ärzteteams für physikalische Therapie der renommierten Mayo-Klinik aus Rochester bei uns auf. Er ließ sich persönlich von meinem Vater behandeln und anschließend in die Therapietechniken einführen. Doch die Karriere meines Vaters endete leider unvermittelt, als er im Jahre 1963 auf äußerst tragische Weise bei einer Autorallye tödlich verunglückte.

Ausbildung und Erfahrung zählen

Auf Wunsch meines Vaters begann ich bereits in den 50er-Jahren in Bad Harzburg eine Ausbildung zur praktischen Arzthelferin und ließ mich im Anschluss daran in Bad Wörishofen zur Kneipp-Bademeisterin schulen. Als mein Vater gestorben war, übernahm meine Mutter Erika Hey die Leitung unseres medizinischen Badeinstituts in Bückeburg (in der Nähe von Hannover). Ich half, wo ich nur irgendwie konnte, war jedoch noch längst keine Fachfrau.

Anfang der 70er-Jahre erlernte ich deshalb in Berlin-Charlottenburg den Beruf der Masseurin sowie medizinischen Bademeisterin und schloss Anfang der 80er-Jahre meine Ausbildung zur Physiotherapeutin ab. Ich machte unter anderem noch Fortbildungen in Chirogymnastik, Lymphdrainage, Kinesiologie, Wirbelsäulengymnastik, Rückenschulung, Sportphysiotherapie sowie medizinischer Trainingslehre.

Der Ausbildungsweg von Lilo Cross: praktische Arzthelferin, Kneipp-Bademeisterin, Masseurin, Physiotherapeutin; Fortbildungen in Chirogymnastik, Lymphdrainage, Kinesiologie, Wirbelsäulengymastik, Rückenschulung, Sportphysiotherapie sowie medizinischer Trainingslehre.

Genaue Schiefstand-Messungen – statt Augenmaß oder Intuition

Als ich mit der Entwicklung meiner Therapie begann, zählte es zunächst zu meinen wichtigsten Aufgaben, ein Gerät zu entwickeln, das Schiefstände genauestens vermessen konnte, damit ich mir ein exaktes Bild über den Grad der Schiefstellung des Patienten machen konnte. Mit der Erfindung des Acromiopelvimeters wurde mir das möglich. Was mein Vater durch Augenmaß oder Intuition erkannte, kann ich seitdem objektiv messen und auf dieser Basis angemessen behandeln.

Am Anfang steht immer die Befunderhebung

Was der Vater noch mit Augenmaß und Intuition erkannte, wollte Lilo Cross auf eine sichere Befundbasis stellen. Sie entwickelte daher ein Messgerät für Beckenschiefstände.

Wenn Patienten meine Praxis betreten, kann ich oft schon anhand ihrer Körpersprache einen ersten vorsichtigen Befund erheben. Denn darunter sind Menschen, deren Gang auf Probleme mit Knie- oder Hüftgelenk schließen lässt, deren Schultern nicht gleichmäßig hoch stehen, deren Hals zu einer Seite gebogen ist. Auf diesen ersten Eindruck allein darf man sich natürlich nicht verlassen.

Zentraler Punkt der Befunderhebung: Ist tatsächlich eine gekippte Beckenschaufel für das Leiden des Patienten verantwortlich?

Viele der Patienten haben eine sehr lange Leidensgeschichte. Sie wurden von Facharzt zu Facharzt geschickt und haben bereits einen oder mehrere Klinikaufenthalte hinter sich. Manche haben sich auch auf obskure Therapieverfahren eingelassen, immer in der Hoffnung, irgendjemand müsse doch die Ursachen richtig erkennen und endlich ihre Beschwerden lindern oder beseitigen. Doch bevor ich diesen Patienten neuerliche Hoffnungen machen kann, muss ich zunächst klären, ob tatsächlich eine gekippte Beckenschaufel für ihr Leiden verantwortlich ist.

Vermessungstechnik: das Acromiopelvimeter

Die schwerwiegenden Folgen einer schief stehenden Beckenschaufel waren mir immer bewusst. Und mir war auch klar, was in solchen Fällen zu tun war. Eine exakte Messung der Fehlhaltung war aber bis Anfang der 80er-Jahre nicht möglich.

Natürlich können Sie die Kämme der beiden Beckenschaufeln ertasten und mit ein wenig Fingerspitzengefühl und Augenmaß auch feststellen, ob die Seiten in etwa gleich hoch stehen. Bei starken Abweichungen kann man die Differenz ungefähr abschätzen. Doch selbst wenn man über reiche Erfahrung verfügt, liegt man im Schnitt um plus/minus 0,5 Zentimeter daneben – was für eine sichere Einschätzung natürlich allemal zu viel ist.

Mit der so genannten Beckenwaage glaubte ich ein genaueres Instrument in Händen zu halten. Eine Beckenwaage ist im Grunde genommen nichts anderes als eine Wasserwaage, die sich auf beiden Seiten auf die Beckenkämme aufsetzen lässt. Anhand der Luftblase kann man dann erkennen, ob der Beckenkamm links oder rechts höher ist. Exakte Messungen und Aussagen über den Schiefstand waren aber auch damit nicht zu machen.

Im Jahre 1982 hatte ich dann die Idee zum so genannten Acromiopelvimeter (übersetzt: »Gerät zum Messen der Schulter- und Beckenhöhe«). Ich ließ einen Prototypen anfertigen, und nach einigen weiteren Verbesserungen hatte ich endlich ein verlässliches Messinstrument, mit dem ich seit diesem Zeitpunkt die Höhendifferenz der beiden Beckenkämme exakt in Millimetern ermitteln kann. Von der Idee bis zum ausgereiften Prototypen war es ein ziemlich kostspieliger und langer Weg. Heute ist das Gerät selbstverständlich patentiert und ist in der Serienproduktion schon für ca. 3.200,- Euro zu haben. Es ist damit auch für viele Arzt- und Physiotherapiepraxen erschwinglich. Seit 1987 veranstalte ich zudem Lehrgänge, um interessierte Fachleute im sinnvollen Gebrauch dieses Gerätes zu unterweisen.

Was passiert bei der ersten Untersuchung?

Beim ersten Informationsgespräch erläutere ich dem Patienten vorab die Bedeutung des Beckenrings. Ich erkläre ihm, was passiert, wenn eine Beckenschaufel gekippt ist, was eine anatomische und was eine funktionelle Beinlängendifferenz bzw. eine Mischform ist. In groben Zügen erfährt der Patient also, was Sie in vorangegangenen Kapiteln gelesen haben.

Der Einsatz des Acromiopelvimeters

Dann muss sich der Patient bis auf die Unterwäsche ausziehen und aufrecht in das Acromiopelvimeter stellen (siehe Foto). Je einen Messfühler lege ich auf die Schulterknochen und kann daran genau ablesen, welche Schulter um wieviel Millimeter höher steht. Das Wichtigste aber sind die beiden unteren Messfühler, die rechts und links auf die Kämme der Beckenschaufeln gelegt werden. Hier kann ich nun erkennen, um wie viele Millimeter die beiden Beckenhöhen voneinander abweichen. Dann mache ich in einigen Fällen aus fest definierten Positionen Polaroid-Fotos, die mit einem Gitternetz (Rastermuster) versehen sind. In Verbindung mit den gemessenen Werten lässt sich mittels der Fo-

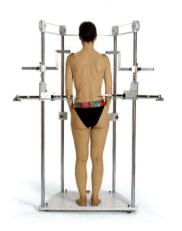

Vermessung im Acromiopelvimeter.

Beim ersten Informationsgespräch wird der Patient von Lilo Cross über die Bedeutung des Beckenrings aufgeklärt. Und es werden ihm die gesundheitlichen Folgen aufgezeigt, die eine gekippte Beckenschaufel haben kann

DIE CROSS-METHODE – GESCHICHTE, VERFAHREN, LEHRE

tos genau der Zustand des Patienten vor der Behandlung dokumentieren. Allein anhand der Pofaltenlinie kann man auf den Polaroids oft schon ganz deutlich erkennen, dass hier einfach ein Höhenunterschied der beiden Beckenschaufeln vorliegen muss.

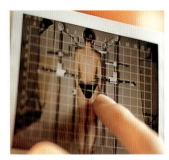

Polaroid-Foto mit Rasteraufnahme: Asymmetrien sind mit ihrer Hilfe meist ganz deutlich sichtbar.

Der Trick mit den beiden Waagen

Danach soll sich der Patient mit je einem Fuß auf zwei nebeneinander stehende Waagen stellen. Zeigt sich eine Differenz – es handelt sich oft sogar um mehrere Kilogramm –, so ist offenbar der Körperschwerpunkt zu einer Seite verschoben (siehe Diagramm unten). Zusammen mit anderen Messungen lassen sich daraus wichtige Schlussfolgerungen ziehen. Leider steht noch keine Doppelwaage für diese Messung zur Verfügung.

Anschließend wird mittels des Schulter-Becken-Messgerätes festgestellt, ob eine Beckenschiefstellung vorliegt und gegebenenfalls die Differenz der beiden Beckenhöhen registriert. Auch mittels zweier Waagen kann eine seitliche Verschiebung des Körperschwerpunktes erkannt werden.

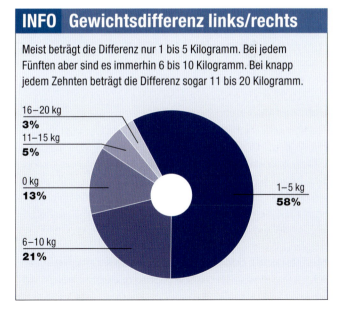

INFO Gewichtsdifferenz links/rechts

Meist beträgt die Differenz nur 1 bis 5 Kilogramm. Bei jedem Fünften aber sind es immerhin 6 bis 10 Kilogramm. Bei knapp jedem Zehnten beträgt die Differenz sogar 11 bis 20 Kilogramm.

- 16–20 kg: 3%
- 11–15 kg: 5%
- 0 kg: 13%
- 6–10 kg: 21%
- 1–5 kg: 58%

Optimal zum Vergleichen: Röntgenbilder im Stand

Zum gleichen Zeitpunkt, ab dem das Acromiopelvimeter einsetzbar war, konnten auch erstmals Röntgenaufnahmen der Beckenregion beim aufrecht stehenden Menschen gemacht werden. Das war – und ist für mich auch heute noch – eine ideale Methode, um die von mir mit dem Acromiopelvimeter vorgenommenen Messungen zu kontrollieren. Denn natürlich kann man die Schiefstellung einer Beckenschaufel und die ungleich hohen Beckenkämme auch auf einer Röntgen-Standaufnahme erkennen. Das war bei den zuvor üblichen Aufnahmen vom liegenden Patienten nicht der Fall, weil das Becken im Liegen statisch nicht belastet ist.

Viele Patienten bringen solche Standaufnahmen gleich mit, da sich diese Röntgentechnik durchgesetzt hat. Sind keine Röntgenaufnahmen vorhanden, ist es sinnvoll, diese in Zweifelsfällen vor Beginn der Therapie durchführen zu lassen. Ich habe vor einigen Jahren an einem informativen Lehrgang über Röntgenbilddiagnostik teilgenommen und kann seitdem auch anhand der Aufnahmen wichtige Zusatzinformationen gewinnen.

Die mit dem Acromiopelvimeter gewonnenen Messdaten werden mit Röntgenaufnahmen verglichen (Standaufnahme). Daran schließt eine Untersuchung des liegenden Patienten an.

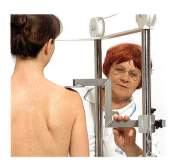

Exakte Vermessung der Höhe der Beckenkämme und Schultern.

Untersuchungen im Liegen

Nachdem ich die Werte des Schulter-Becken-Messgerätes sowie die Polaroids betrachtet habe, bitte ich den Patienten, sich auf einer Liege niederzulassen. Dann überprüfe ich, ob im Liegen eine Beinlängenverkürzung festzustellen ist, ob die Beine ein- oder auswärts gedreht sind, ob bestimmte Muskelpartien stärker sind als andere, ob die Halswirbel beweglich sind und ob die Zähne exakt mittig aufeinander stehen.

Mobilisierung des Beckens bzw. Iliosakralgelenks

Nach allem, was ich bis zu diesem Zeitpunkt erfahren habe, weiß ich bereits, ob eine Fehlstellung des Beckenrings vorliegt. Ich kann deshalb nun mit einer vergleichsweise einfachen Übung das Becken bzw. das Iliosakralgelenk auf der betroffenen Seite mobilisieren.

Danach wird der Patient sofort wieder mit dem Schulter-Becken-Messgerät untersucht, das in meiner Praxis nur wenige Schritte von der Liege entfernt steht. Wieder werden die Höhen der Beckenkämme verglichen – mit teilweise ziemlich verblüffendem Ergebnis. In einem typischen Fall habe ich bei der ersten Messung mit dem Acromiopelvimeter einen Hochstand des rechten Beckenkamms von 1,5 Zentimetern registriert. Bei der direkt nach dem Mobilisieren erfolgten Messung waren beide Beckenkämme gleich hoch. Natürlich können die Ergebnisse auch anders ausfallen. In einigen Fällen werden nun erneut Polaroids gemacht, um diesen Status zu dokumentieren.

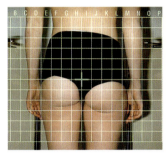

Vor dem Korrigieren: Auch die Polaroids belegen den Schiefstand.

Wenn ein Beckenschiefstand vorliegt, wird nun das Becken bzw. das Iliosakralgelenk auf der betroffenen Seite mobilisiert und das Ergebnis sofort mit dem Messgerät registriert. Nun sind die Füße an der Reihe, deren Auflagefläche mit speziellen Einlagen symmetrisch korrigiert werden.

Die Auflageflächen der Füße werden mit speziellen Einlagen symmetrisch korrigiert

Wenn jemand Jahre oder Jahrzehnte mit einer Fehlstellung seines Beckens herumgelaufen ist, haben sich meist auch die Auflageflächen seiner Füße verändert. Ich nehme deshalb einen Abdruck des Gewölbes beider Füße. Mit diesen Abdrücken werden dann Einlagen gefertigt, die dem Patienten zwei identische Auflageflächen für seine Füße verschaffen.

Dies ist von außerordentlicher Wichtigkeit. Denn wir ändern einerseits die Statik des Beckenrings, indem wir hier wieder eine natürliche Symmetrie herstellen, und wir bringen außerdem die gesamte Muskulatur mit besonderen Übungen dazu, wieder symmetrisch zu arbeiten. Würden wir nicht gleichzeitig auch die Auflageflächen der beiden Füße durch spezielle Einlagen von einem fachkundigen Orthopädiemechaniker behandeln lassen, so könnte die ganze Symmetrie immer wieder gewissermaßen nach unten »wegrutschen«.

Die Vorgeschichte des Patienten

Jetzt erst lasse ich mir vom Patienten seine Krankengeschichte und Symptome schildern: Welche Behandlungen bereits vorgenommen wurden, wo er Schmerzen hat und wie sie sich äußern, ob er unter Ohrgeräuschen leidet, ob sein Kiefergelenk beim Kauen knackt, ob er unter Schwindel zu leiden hat und vieles mehr.

Warum ich das erst mache, nachdem ich meine eigenen Messungen vorgenommen habe? Ganz einfach, ich möchte mich nicht durch die Meinungen anderer beeinflussen lassen, sondern will mir vorab ein eigenes Bild meines Patienten machen. Diesem kann ich häufig schon nach meiner ersten Befunderhebung ziemlich genau sagen, wo seine körperlichen Probleme liegen dürften. Dies ist gewissermaßen eine vertrauenbildende Maßnahme: Der Patient ist nach meinen Erfahrungen bereit, genau zuzuhören, wenn er merkt, dass da jemand ist, der seine Beschwerden ernst nimmt.

Erst nach Abschluss sämtlicher eigener Messungen bzw. Voruntersuchungen lässt sich Lilo Cross vom Patienten seine Krankengeschichte und Beschwerden schildern.

Welche Beschwerden sind mit der Cross-Methode behandelbar?

«Können Sie mir helfen, Frau Cross?» Mit dieser nahe liegenden Frage betreten die Patienten in der Regel meinen Behandlungsraum. Eine verbindliche Antwort kann ich ihnen darauf spontan kaum geben. Es sei denn, ich wollte es mir ganz einfach machen, denn dann könnte ich sagen: »Wenn Ihre Beschwerden durch eine Schiefstellung des Beckenrings hervorgerufen werden, dann im Prinzip schon.«

Doch so einfach ist es eben nicht. Viel hängt davon ab, wie lange der Schiefstand bereits bestanden hat. Kaputte Knorpel- und Knochenschichten lassen sich auch mit der Cross-Methode nicht reparieren. Defekte Bandscheiben werden nicht auf wundersame Weise wieder heil – es geht hier schließlich nicht um Wunderheilung.

Allerdings geht es hier nicht um eine Wunderheilung. Zerstörte Knochen- und Knorpelschichten lassen sich auch mit der Cross-Methode nicht mehr reparieren.

Hilfe auch für Schwerkranke möglich

Allerdings ist es auch in besonders schwierigen Krankheitsfällen möglich, nach Beseitigung des Beckenschiefstandes dem Patienten ein fast normales Leben zu ermöglichen. Denn nach

Sofern ein Beckenschiefstand die Ursache der Erkrankung ist, ist die Bandbreite der mit der Cross-Methode behandelbaren Beschwerden recht groß. Sie reicht von Knie- und Hüftbeschwerden bis hin zu Augenschiefstellungen.

Wiederherstellung der symmetrischen Körperstatik und weiteren physiotherapeutischen Maßnahmen kann die fortschreitende Zerstörung von Knorpel- und Knochenschichten verhindert oder zumindest stark verlangsamt werden. Und die Beschwerden können deutlich gelindert werden.

Schwierig und beinahe aussichtslos ist eine erfolgreiche Behandlung nur bei den Patienten, deren Knorpel und Knochen fast komplett zerstört sind. Ansonsten ist die Bandbreite der behandelbaren Beschwerden recht groß – immer vorausgesetzt, diese sind durch einen Beckenschiefstand verursacht. So lassen sich mit meiner Methode beispielsweise Knie- und Hüftbeschwerden, Rückenschmerzen, Atem- und Herzprobleme ohne andere erkennbare Ursache, Schulter- und Nackenschmerzen, Schiefhals, ungleichmäßiger Zahnabrieb und dessen Folgen, Trigeminusneuralgie (Schmerzanfälle einer Gesichtshälfte), Tinnitus (Ohrgeräusche), die Neigung zu Hörstürzen, Kopfschmerzen und Migräne, ja sogar Augenfehlstellungen beheben.

Aber ich gebe nochmals zu bedenken, dass all diese gerade aufgezählten Krankheiten auch andere Ursachen als einen Beckenschiefstand haben können. Ist jedoch tatsächlich die Schiefstellung des Beckens der Auslöser, dann sind Sie bei mir an der richtigen Adresse. Andernfalls müssen Sie leider selbst weiter nach der Ursache Ihrer Beschwerden suchen.

Meine »regenerative Wirbelsäulengymnastik«

Ein zentraler Punkt meiner Therapie ist eine Reihe von Übungen, die ich »regenerative Wirbelsäulengymnastik nach Cross« getauft habe. Sie sind ganz speziell auf Menschen zugeschnitten, die mit den Folgen eines gekippten Beckens zu kämpfen haben. Die Übungen dienen dazu, die Gelenke zu mobilisieren – also beweglicher zu machen – sowie die Symmetrie des Muskelapparats wieder aufzubauen und anschließend zu stabilisieren.

Es sind gymnastische Übungen, die von mir für meine Behandlung zusammengestellt sind und auf Techniken von Dr. Laabs, Arlen und Brunkow sowie herkömmlicher Krankengymnastik basieren.

DIE CROSS-METHODE – GESCHICHTE, VERFAHREN, LEHRE

Spezielle Übungen für jeden Einzelnen

Jeder Patient erlernt in Bückeburg »seine« ganz persönlichen Übungen. Es ist ganz wichtig, dass die Ausführung in der Anfangszeit von einem Fachmann überwacht wird. Denn selbst kleinste Fehler können dazu führen, dass ein asymmetrischer Bewegungsablauf nur durch einen anderen, leider ebenfalls asymmetrischen ersetzt wird. Das soll natürlich nicht sein.

Nach seinem Aufenthalt in der Praxis muss der Patient die Übungen zu Hause weitermachen und dafür täglich mindestens 20 Minuten veranschlagen. Das ist die Grundvoraussetzung für eine erfolgreiche Therapie.

Doch die Übungen allein reichen für die Therapie in der Regel nicht aus. Um die Gelenke wieder »gangbar« (beweglich) zu machen und die Muskeln auf ihre neue, ungewohnte Tätigkeit vorzubereiten, sind meist weitere Maßnahmen notwendig.

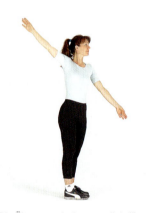

Die Übungen sind wesentlich für den Therapieerfolg.

Ein zentraler Bestandteil der Cross-Methode ist die so genannte regenerative Wirbelsäulengymnastik. Wobei jeder Patient unter fachlicher Anleitung seine ganz persönlichen Übungen erlernt, um sie auch zu Hause täglich fortführen zu können.

Konzentrierte Wärme: Fangopackungen

Fango ist ein mineralienreicher Schlamm vulkanischen Ursprungs, der im Ofen erhitzt und als dickflüssiger Brei auf den Körper aufgetragen wird. Die Wärme dringt bis zu drei Zentimeter tief in den Körper ein, fördert die Durchblutung, steigert die Stoffwechselaktivität, lindert Schmerzen und entspannt gleichzeitig die Muskulatur.

Das Besondere an Fangopackungen ist, dass diese Wirkungen auch nach dem Entfernen der Packung noch eine ganze Weile anhalten. Wenn Schmerzen eine bestimmte Bewegung fast unmöglich machen, benutzen wir Fangopackungen wegen ihrer schmerzlindernden Wirkung beispielsweise als Vorbereitung für krankengymnastische Übungen. Auch vor einer Massage sind die Packungen ideal, da sie die Muskeln vorab schon wunderbar entspannen und so die Wirkung der Massage noch steigern können.

Elektrotherapie dringt tief ein

Neben den Übungen der regenerativen Wirbelsäulengymnastik sind weitere Maßnahmen von Nöten: Einsatz von Fangopackungen (konzentrierte Wärme), Elektrotherapie, Massage.

Im Unterschied zur Behandlung mit Fangopackungen, bei denen die Wärme nur einige Zentimeter tief in die Haut eindringt, erreichen die Ströme der Elektrotherapie (Hochfrequenz, z. B. Ultraschall) auch tiefere Körperschichten. Dabei haben sie ganz ähnliche Wirkungen wie die Fangopackungen: Schmerzlinderung, Verbesserung der Durchblutung und Muskelentspannung. Wir setzen die Elektrotherapie in Bückeburg deshalb auch mit ähnlicher Zielsetzung ein, nämlich zur Vorbereitung der Krankengymnastik und Massage.

Doch es gibt noch ein weiteres Einsatzgebiet der Elektrotherapie. Bestimmte Ströme können Muskeln sogar zum Wachstum anregen. Dies ist zuweilen sinnvoll, wenn der Bewegungsspielraum eines Gelenkes noch zu sehr eingeschränkt ist, um die Muskeln auf natürliche Weise trainieren zu können.

Massage – mehr als nur Kneten

Wenn Sie irgendwo Schmerzen spüren, werden Sie diesen Körperbereich gleichsam automatisch selbst reiben und massieren. Das ist auch gut so, denn eine Massage hat eine Vielzahl von Wirkungen: Sie erhöht die Durchblutung in dem massierten Bereich und verbessert den Lymphfluss, der an besagter Stelle für den Abtransport von Krankheitserregern und Entzündungsstoffen sorgt. Zudem wirkt eine gute Massage über die Verbindung Haut–Nerven–Gehirn beruhigend oder auch stimulierend auf bestimmte Bereiche im Gehirn und sogar auf einzelne Organe wie Leber, Magen, Darm oder Nieren.

Bei unserer Therapie ist aber auch die positive Wirkung auf die Muskeln selbst von zentraler Bedeutung. Denn bei Patienten mit jahrelangem Beckenschiefstand sind manche Muskeln verkümmert, andere ständig überbeansprucht. Genau da kann die Massage Wunder wirken. Denn eine fachgerechte Massage kann unterforderte Muskeln wieder stärker aktivieren und überforderte Muskeln zu normaler Aktivität anregen.

Unter Wasser bringen Massagen oft noch mehr

Eine so genannte Unterwasser-Druckstrahl-Massage bringt zusätzliche Vorteile. Das lässt sich leicht nachvollziehen: Wenn Sie sich bei einer Temperatur von 33 bis 38 Grad in die Badewanne legen, können Sie sich bestimmt gut entspannen. Genau das geschieht auch bei einer Unterwasser-Druckstrahl-Massage: Ihre Muskeln werden zunächst wunderbar gelockert. Und dann folgt zusätzlich die Massage mit einem Wasserstrahl. Dieser trifft auf weitgehend entspannte Muskeln und kann sie daher sehr tief gehend beeinflussen.

Krankengymnastik: auf jeden Patienten speziell zugeschnitten

Mit krankengymnastischen Übungen lassen sich Gelenke wieder beweglicher machen, muskuläre Verspannungen beseitigen, innere Organe anregen und Nerven beruhigen. All dies machen wir uns auch in meiner Praxis in Bückeburg zunutze. Und zwar zunächst in Form so genannter passiver Übungen, bei denen erst einmal der Therapeut die Bewegungsführung übernimmt und dem Patienten zum Erlernen vorführt. Danach aber größtenteils in Form von aktiven Übungen, wobei der Patient die erlernten Übungen selbstständig unter Kontrolle des Therapeuten ausführt.

Dabei gibt es kein festes Schema, das für alle Patienten passt. So verschieden die Krankheitsbilder der Patienten, so verschieden sind auch die Übungsfolgen. Denn nur durch individuelles Vorgehen lassen sich optimale Erfolge erzielen.

Gymnastik im Bewegungsbad

Krankengymnastik in warmem Wasser bringt eine Menge Vorteile. So benötigt der Patient durch den Auftrieb des Wassers für manche Übungen erheblich weniger Kraft (er braucht beispielsweise nur ein Zehntel seines Körpergewichts zu tragen oder zu bewegen). Andere Übungen wiederum lassen sich da-

---

Die krankengymnastischen Übungen dienen dazu, die Gelenke wieder beweglicher zu machen, muskuläre Verspannungen zu beseitigen, innere Organe anzuregen und Nerven zu beruhigen. Wobei der Patient die Übungen nach gewisser Lernzeit selbstständig unter Aufsicht eines Therapeuten durchführen soll.

Sehr nützlich für die Therapie ist auch die Krankengymnastik im warmen Wasserbad. Zumal diese Form der Krankengymnastik den meisten Patienten auch noch Spaß macht.

durch intensivieren, dass die Patienten sie gegen den Auftrieb oder den Wasserwiderstand ausführen. Sehr erfolgversprechend ist zudem der Einsatz einer neuen Serie von Unterwasser-Trainingsgeräten.

Zudem wirkt auch hier wieder die Wärme mit: Die hohe Wassertemperatur (32 bis 33 Grad) entspannt die Muskeln, so dass speziell Dehnungsübungen leichter auszuführen sind. Und im Übrigen macht es den meisten Menschen einfach Spaß, sich im Wasser zu bewegen oder zu trainieren. Ein Faktor, den man nicht unterschätzen sollte.

Der aktive Patient ist gefordert

Ohne die aktive Mitwirkung des Patienten geht gar nichts. Wer zu mir kommt in der Erwartung, er werde nach den zwei bis drei Wochen Behandlung in meiner Praxis wieder topfit sein und könne danach so weitermachen wie bisher, sollte sich die Anreise sparen – das funktioniert nicht.

Der Patient muss zu Änderungen in seinem Alltagsleben bereit sein, wenn die Therapie Erfolg haben soll. Dazu gehört natürlich, dass er täglich seine Übungen der regenerativen Wirbelsäulengymnastik macht. Dazu gehört aber auch, dass er die Zusammenhänge zwischen der Beckenschiefstellung, deren Ursachen und Folgen begreift. Wenn ihm diese Zusammenhänge klar sind, wird er auch wissen, warum er viele Alltagstätigkeiten wie beispielsweise das Anziehen der Schuhe oder das Einsteigen ins Auto künftig anders machen muss (siehe die Seiten 128 bis 131). Er wird dann auch verstehen, warum er Schuhe mit möglichst niedrigen Absätzen (maximal fünf Zentimeter) tragen und warum er auf eine gute Matratze sowie ein passendes Kopfkissen achten soll.

Grundlegende Bedingung für einen Erfolg der Cross-Methode ist die aktive Mitarbeit des Patienten – der nicht nur täglich seine Übungen der regenerativen Wirbelsäulengymnastik machen, sondern auch zu Änderungen im Alltagsleben bereit sein muss.

Den Menschen als Ganzes betrachten

Es gibt noch eine Reihe von schädlichen äußeren Rahmenbedingungen, auf die der Patient in seinem Alltag achten sollte. Während der Therapie kläre ich ihn beispielsweise darüber auf, wie er Umweltgifte, Elektrosmog und andere negative Einflüsse zumindest aus seinem Schlafzimmer verbannen kann. Ich halte diese Dinge für wichtig, weil ich den Menschen als Ganzes

DIE CROSS-METHODE – GESCHICHTE, VERFAHREN, LEHRE

betrachte, dessen Wohlbefinden von zahlreichen Faktoren abhängig ist. Einflüsse von außen, die schon für einen Gesunden gefährlich werden können, sind für einen vorgeschädigten Patienten das pure Gift.

Kontrolluntersuchungen im Abstand von einem halben Jahr

Im Abstand von jeweils etwa einem halben Jahr – nach der ersten Behandlung schon früher – sollte der Patient zu einer Kontrolluntersuchung kommen. Dabei vermesse ich ihn erneut mit dem Schulter-Becken-Messgerät und dokumentiere genau den Fortschritt seiner Gesundung. Ich überprüfe zudem noch einmal, ob er seine Übungen korrekt ausführt und korrigiere ihn, falls sich Fehler eingeschlichen haben.

Manchmal stellt sich heraus, dass der Patient keine Fortschritte erzielt hat. Dann heißt es herauszufinden, woran das liegen kann. Hat er seine Übungen nicht regelmäßig gemacht? Sind psychische bzw. körperliche Belastungen hinzugekommen, die sich negativ ausgewirkt haben? Es kann in solchen Fällen passieren, dass der Patient noch einmal eine komplette Behandlungsserie benötigt.

Nur wer mitmacht, wird behandelt

Es gibt jedoch auch Patienten, die sich schlicht weigern, aktiv mitzuwirken und ihre Übungen zu machen, oder die sich im Alltag weiterhin falsch verhalten. Für diese Menschen kann ich nichts tun und lehne deshalb eine weitere Behandlung ab. Doch das ist der absolute Ausnahmefall. Die meisten Patienten sind mit Eifer dabei, ihren Teil der Aufgabe zu erfüllen.

Krankenkassen tragen die Behandlungskosten

Unser Institut ist unter dem Namen »Medizinisches Badeinstitut E. Hey« bei allen Krankenkassen zugelassen. Unsere Methoden entsprechen den klassischen Anwendungen der physikalischen Therapie und zählen damit zu den schulmedizinischen

> In halbjährlichen Abständen sollte der Patient zu Kontrolluntersuchungen erscheinen – und mit Hilfe des Messgerätes seine gesundheitlichen Fortschritte überprüfen lassen.

> Da die Behandlung mit der Cross-Methode den klassischen Anwendungen der physikalischen Therapie entspricht und damit zu den schulmedizinischen Behandlungsmethoden zählt, tragen die Krankenkassen nach ärztlicher Verordnung die Kosten.

Behandlungsmethoden (Massagen, Unterwassermassagen, Bewegungsbäder, medizinische Bäder, Packungen, Krankengymnastik auf neurophysiologischer Grundlage, Elektrostimulationsbehandlung). Die Behandlung wird deshalb, sofern sie von einem Arzt verordnet ist (ohne Verordnung keine Behandlung!), nach den bundesweit vereinbarten Sätzen mit den jeweiligen Krankenkassen abgerechnet.

Nur das Erstgespräch zahlt der Patient selbst

Das erste Informationsgespräch sowie die Befundaufnahme muss der Patient selbst tragen (nach Zeitaufwand), da die meisten Krankenkassen diese Kosten noch nicht übernehmen. Dieses erste Zusammentreffen halte ich für äußerst wichtig, damit sich der Patient für oder gegen die Therapie entscheiden kann.

Mit einigen Betriebskrankenkassen (BKK) hatten wir sogar die Sondervereinbarung getroffen, dass sie auch die Kosten für das Informationsgespräch und die Befunderhebung übernehmen, wenn der Arzt ausdrücklich »Krankengymnastik nach Cross« auf seine Verordnung geschrieben hat. So wurde vor einigen Jahren von der BKK Hamburg, einer sehr fortschrittlichen Krankenkasse, die Krankengymnastik nach Cross als Rehabilitationsmaßnahme bei fehlstatisch bedingten Wirbelsäulenerkrankungen als Leistung in die eigene Angebotspalette aufgenommen – und zwar das gesamte Behandlungspaket inklusive Befunderhebung sowie Informationsgespräch. Sogar die Kosten für den Aufenthalt in Bückeburg einschließlich der Reise wurden teilweise ersetzt. Zur Zeit gibt es leider keine neuen Verträge mit dieser Krankenkasse.

Da nicht in allen Bundesländern Cross-Therapeuten in ausreichender Zahl zur Verfügung stehen, erstatten einige gesetzliche und private Krankenkassen in gewissen Fällen die Kosten für die Unterbringung (komplett oder anteilig) während der zwei- bis dreiwöchigen Therapie und einen Teil der Fahrtkosten. Eine allgemeine Regelung gibt es leider nicht, es sind immer Einzelfallentscheidungen – aber eine Nachfrage bei Ihrer Krankenkasse kann nicht schaden. Ich werde alles daransetzen, in absehbarer Zeit eine Sonderzulassung für meine Therapie zu erhalten – aber da liegt die Entscheidung letztendlich bei der Kassenärztlichen Bundesvereinigung.

Nur das erste Informationsgespräch sowie die Befunderhebung muss der Patient in der Regel selbst bezahlen. Einige Kassen kommen sogar für die Kosten der Unterbringung und teilweise auch für die Reisekosten auf.

Eine einwöchige Behandlung nach der Cross-Methode kostet etwa so viel wie ein Tag im Krankenhaus. Stellen wir uns eine einfache Frage: Was würde geschehen, wenn alle Menschen ab einem bestimmten Alter ein Bonusheft wie beim Zahnarzt besitzen würden, um jedes Jahr ihre Statik überprüfen zu lassen? Was, wenn eine mögliche Fehlstatik dann in wenigen Behandlungen und mit dem Engagement des Patienten ein für alle Mal behoben würde? Ich kann es Ihnen nicht in Zahlen vorrechnen. Aber ich bin überzeugt davon, dass eine solch konkrete Gesundheitsprophylaxe nicht nur Unmengen an Leid ersparen würde, sondern auch Unsummen an Geld, das heute Jahr für Jahr für vermeidbare Hüft-, Knie- oder Bandscheiben-Operationen und vieles mehr ausgegeben wird.

Die Ausbildung zum Cross-Therapeuten

Um die Cross-Methode erlernen zu können, muss man über einen großen Fundus an Hintergrundwissen sowie langjährige Erfahrung verfügen. Es sind deshalb nur bestimmte Berufsgruppen zu einer Fortbildung nach meiner besonderen Methode zugelassen: Ärzte, Zahnärzte, Physiotherapeuten bzw. Krankengymnasten sowie ausgewählte andere Heilberufe. Die Einschränkung auf diesen Personenkreis ist nötig, weil schlicht und einfach gewährleistet werden muss, dass die Betreuung des Patienten optimal ist.

Zur Fortbildung in der Cross Methode sind nur ganz bestimmte Berufsgruppen zugelassen: Ärzte, Zahnärzte, Physiotherapeuten bzw. Krankengymnasten sowie einige weitere Heilberufe.

Wie sieht ein therapeutischer Fortbildungslehrgang aus?

Ärzten oder Physiotherapeuten geht es meist nicht anders als anderen Berufsgruppen: Liegt die Ausbildung schon ein paar Jahre zurück, hat man nicht mehr ständig alles einstmals gesammelte Wissen parat. Am Anfang unserer Schulung frischen wir deshalb anhand eines Fallbeispiels das anatomische Grundlagenwissen wieder auf. Danach erklären wir, wie durch den Beckenschiefstand eine Fehlstatik zustande kommt und welche Folgen das haben kann.

Bei der Fortbildung zum Cross-Therapeuten wird zunächst das anatomische Grundlagenwissen aufgefrischt. Dann werden die Folgen des Beckenschiefstands erklärt.

Zentraler Lehrstoff: das Vermessen des Beckens

Nun kommt ein wichtiger Punkt: Theorie und Praxis der Beckenvermessung mittels des Acromiopelvimeters. Die Teilnehmer lernen, wie sie das Messgerät richtig einsetzen und welche Schlussfolgerungen aus den Messungen zu ziehen sind. Gleichzeitig erklären wir auch die weiteren Tests bis zur ersten Befunderhebung, so dass jeder Teilnehmer am Ende des Fortbildungslehrgangs in der Lage sein müsste, bei seinen Patienten selbst eine komplette Befunderhebung vorzunehmen.

Auf der nächsten Stufe der Fortbildung steht die Arbeit mit dem Schulter-Becken-Messgerät im Mittelpunkt. Gleichzeitig wird jeder weitere Test bis zur Befunderhebung erläutert. Schließlich werden noch die Auswirkungen der Fehlstatik auf das Kiefergelenk besprochen.

Dazu gehört natürlich auch, dass der angehende Cross-Therapeut die Auswirkungen der Fehlstatik auf das Kiefergelenk erkennen und wissen sollte, was dagegen zu tun ist. Außerdem erhält er einen Überblick über die Bedeutung der Zähne für den gesamten Organismus des Menschen. In den Kursen für Zahnärzte wird praxisnah die Aufbiss-Schienentechnik vertieft – unter der Zielsetzung, durch eine geeignete zahnärztliche Behandlung eine für den jeweiligen Patienten optimale Kiefergelenk-Position einzurichten. Physiotherapeuten und Zahnärzte arbeiten interdisziplinär zusammen, um Becken- und Kieferfehlstellungen zu beheben. Die Kosten einer solchen Fortbildung unterscheiden sich für die einzelnen Berufsgruppen – da sie unterschiedlich lang und intensiv sind. Auskunft über Kurse erteile ich (05722-3655, Edward_Nelson.Cross@t-online.de) oder Dr. Wolfgang Stute (0521-66669, Stute.Dr.Selectione@t-online.de).

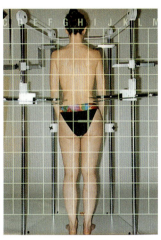

Besonders intensiv geübt wird das Vermessen des Beckens.

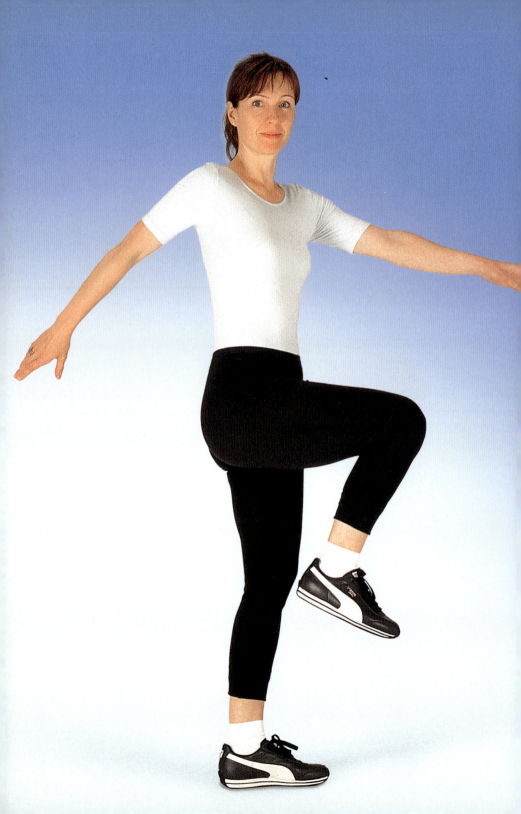

DIE ÜBUNGEN
Mobilisieren und stabilisieren

Es ist ein mühsamer Weg, eine jahrelange Fehlstatik und deren Folgen für Muskeln und Gehirn zu ändern und wieder einen symmetrischen Muskelaufbau und ein entsprechendes Körperbild im Kopf zu erreichen. Je länger der Beckenschiefstand vorhanden war, desto länger wird es dauern, den Körper wieder ins rechte Lot zu bringen. Nach der Behandlung in der Praxis schließt sich deshalb stets eine lange Zeit an, in der die Patienten ihre Übungen der regenerativen Wirbelsäulengymnastik zu Hause weitermachen müssen. Sonst wäre der Erfolg nur von kurzer Dauer. Die folgenden Übungen dienen zwei Zielen: Mobilisierung blockierter Gelenke sowie Stablisierung der symmetrischen Muskelfunktionen. Wer ernsthaft etwas bewirken will, muss täglich mindestens 20 Minuten üben.

DIE ÜBUNGEN – MOBILISIEREN UND STABILISIEREN

Erst mobilisieren, dann stabilisieren

Sie werden auf den folgenden Seiten wichtige Verhaltensmaßregeln sowie spezielle Übungen finden, die ich meinen Patienten mit auf den Weg nach Hause gebe.

Grundsätzlich gilt bei mir und anderen Therapeuten, die nach meiner Methode arbeiten: erst mobilisieren, dann stabilisieren. Was bedeutet das? Wie Sie den vorangehenden Kapiteln entnehmen konnten, ist bei den meisten meiner Patienten eine Beckenschaufel gekippt und blockiert. Diese Blockade kurzfristig zu lösen, ist in den meisten Fällen nicht schwierig. Doch damit ist gerade einmal der erste Schritt getan.

Denn nun muss das betroffene Iliosakralgelenk – sowie oft noch weitere blockierte Gelenke – zunächst so weit mobilisiert werden, dass der Patient ein etwaiges »Zurückschnappen« mit einfachen Übungen auch selbst wieder beheben kann. So viel zum Mobilisieren, das anfangs meist zusätzliche Behandlungen wie Packungen, Bäder und Massagen erforderlich macht.

Sind die Blockaden beseitigt und die Gelenke wieder einigermaßen mobil, so geht es ans Stabilisieren. Zu diesem Zweck lernt der Patient in meiner Praxis verschiedene Übungen, die Sie auf den folgenden Seiten finden. Ich mache ihm dabei verständlich, warum es gerade diese Übungen sein müssen, wie er sie auszuführen hat und worauf er sonst noch achten sollte.

Denn er wird diese Übungen täglich zu Hause fortführen müssen, wochen-, monate-, manchmal sogar jahrelang. Das erfordert Disziplin. Die meisten meiner Patienten bringen diese Disziplin auf. Denn sie wissen, dass sie über kurz oder lang wieder mit sehr schmerzhaften Beschwerden in meiner Praxis auftauchen würden, wenn sie nicht selbst aktiv an ihrer Heilung mitarbeiten. Meinen Patienten ist bewusst, dass ich ihnen auch mit den Übungen nur eine Hilfe zur Selbsthilfe geben kann.

Zur Stabilisierung der symmetrischen Muskelfunktionen müssen die Patienten ihre Übungen wochen-, monate- oder sogar jahrelang täglich machen.

Darf jeder die Übungen machen?

Zunächst folgen Maßregeln für den Alltag – wie heben und tragen, hinlegen und aufstehen etc. –, die für jeden gedacht sind. Was die eigentlichen Übungen betrifft, so ist die letzte aus-

DIE ÜBUNGEN – MOBILISIEREN UND STABILISIEREN

schließlich für Patienten gedacht, die eine eingehende ärztliche Diagnose, fachliche Befunderhebung sowie Anleitung bekommen haben. Allen anderen wird sie mehr schaden als nützen.

Die übrigen Übungen kann prinzipiell auch jeder Gesunde ausführen: Sie werden seine Gelenke mobil erhalten und den Stützapparat stabilisieren. Wer bereits Probleme mit seinem Bewegungsapparat hat, sollte unbedingt seinen Arzt und/oder Physiotherapeuten fragen, ob die Übungen für ihn geeignet sind.

Was benötige ich für die Übungen?

Das Wichtigste ist ein großer Spiegel, in dem Sie Ihren ganzen Körper sehen können. Denn während Sie die Übungen machen, müssen Sie immer wieder kontrollieren, ob Ihre Körperhälften dabei symmetrisch stehen. Ohne Spiegel brauchen Sie gar nicht erst anzufangen. Denn es geht ja gerade darum, Fehlhaltungen zu beseitigen und die Symmetrie der Muskeln zu stabilisieren. Aus diesem Grunde müssen Sie die Spiegelübungen auch mit nacktem Oberkörper durchführen (Ausnahme: Kopfübungen). Bekleidet können Sie Ihre Mittellinie nicht erkennen.

Darüber hinaus benötigen Sie für die Bodenübungen eine weiche Unterlage. Optimal wäre eine Gymnastikmatte, aber eine weiche Decke tut's auch. Und für die Übungen im Sitzen brauchen Sie einen Hocker. Er sollte hoch genug sein, damit Sie im Sitzen Ihre Beine im rechten Winkel (90 Grad) auf den Boden stellen können.

Was muss ich noch beachten?

Ich halte meine Patienten an, sich täglich mindestens 20 Minuten Zeit für ihre Übungen zu nehmen. Bei Übungen, in denen es um die Körperspannung geht, sollte diese kurzfristig für drei bis zehn Sekunden gesteigert werden, bevor die Entspannungsphase begonnen wird. Grundsätzlich ist es bei allen Übungen wichtig, auf die Atmung zu achten. Die Muskeln sollten während der Ausatmung immer angespannt und beim Einatmen entspannt werden. Und während des Übens niemals den Atem anhalten, immer ruhig, gleichmäßig weiteratmen. Sie sollten die Übungen langsam und kontrolliert durchführen sowie versuchen zu spüren, was dabei in Ihrem Körper passiert. Auch Ihr Gehirn, nicht nur Ihre Muskeln, muss neu lernen.

Das wichtigste Übungsgerät ist ein großer Spiegel. In ihm muss die Körper-Mittellinie ständig möglichst genau kontrolliert werden.

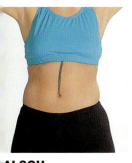

FALSCH

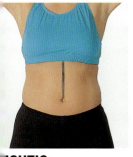

RICHTIG

DIE ÜBUNGEN – MOBILISIEREN UND STABILISIEREN

Schuhe anziehen

Keinesfalls auf einem Bein stehen und gleichzeitig das andere Bein abspreizen. Dabei kippt eine Beckenschaufel und kann leicht im Iliosakralgelenk blockieren.

Heben und Tragen

Grundregeln: 1. Aus den Knien anheben.
2. Nah am Körper tragen.
3. Anheben und Absetzen ohne Drehung.
4. Gewicht immer beidseitig tragen.

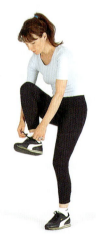

FALSCH Schuhe nie im Stehen anziehen. Ein Bein belastet, das andere gekippt – siehe oben.

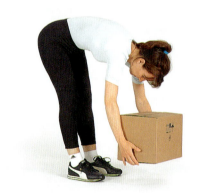

FALSCH Das geht auf die Lendenwirbel – die Belastung ist 3x so hoch wie auf dem Bild unten.

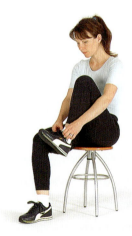

RICHTIG Im Sitzen ein Bein möglichst gerade anwinkeln oder nach unten gebückt anziehen.

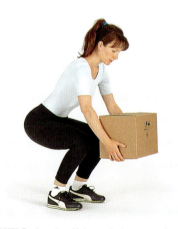

RICHTIG Aus den Knien anheben, gerader Oberkörper – so ist es perfekt!

DIE ÜBUNGEN – MOBILISIEREN UND STABILISIEREN

Vorsicht beim Waschen der Füße!

Vom Prinzip her geht es um das Gleiche wie beim Anziehen der Schuhe links: Gefährlich ist der Einbeinstand bei gleichzeitig abgespreiztem Bein. Die Problematik wird beim Waschen der Füße jedoch noch verschärft, da die Kippbewegung im Beckenring umso stärker ausfällt, je höher wir das Bein heben. Und beim Füßewaschen im Becken ist das ziemlich hoch.

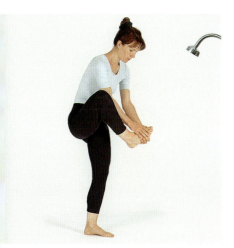

FALSCH Unter der Dusche die Füße zu waschen ist nicht nur fürs Iliosakralgelenk riskant.

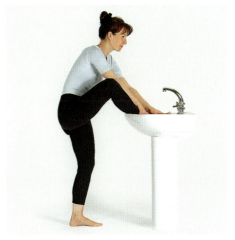

FALSCH Waschbecken sind viel zu hoch, um sich die Füße darin zu waschen. Nie wieder!

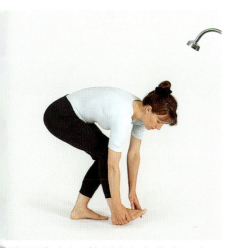

RICHTIG Gehen Sie leicht in die Hocke und heben Sie den Fuß zum Waschen nicht an.

DIE ÜBUNGEN – MOBILISIEREN UND STABILISIEREN

Hinlegen und Aufstehen – die gleichen Schritte

Besonders beim morgendlichen Aufstehen, wenn wir von der bewegungsarmen Nachtruhe noch ganz steif sind, reicht schon eine falsche Bewegung, und es knackt im Kreuz. Damit Ihnen das nicht passieren kann, hier der korrekte Ablauf beim Hinlegen und worauf Sie achten sollten. Beim Aufstehen einfach nur in der umgekehrten Reihenfolge durchführen.

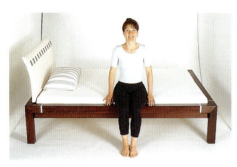

1 Setzen Sie sich aufrecht auf die Bettkante, die Beine an den Knien zusammengeführt.

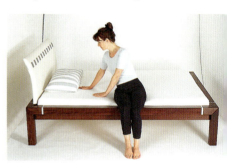

2 Mit dem rechten Arm auf dem Bett abstützen, linken Arm zur selben Seite, Füße seitlich heben.

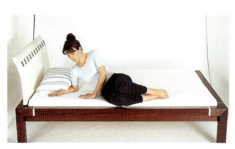

3 Der rechte Arm rutscht weg, der linke stützt ab. Beine ganz ins Bett heben – zusammen lassen!

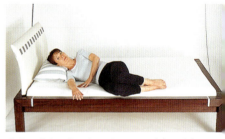

4 Den linken Arm benutzen, um sich auf den Rücken zu rollen. Oberkörper gerade lassen.

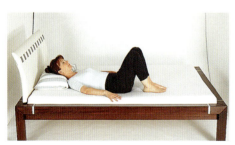

5 Kopf auf dem Kopfkissen ablegen – die angewinkelten Beine sind immer parallel.

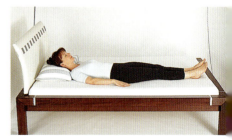

6 Beine ausstrecken, Arme ausstrecken. Jetzt n[ur] noch Ihre Einschlafposition einnehmen.

DIE ÜBUNGEN – MOBILISIEREN UND STABILISIEREN

So steigen Sie beckenschonend ins Auto

Die meisten Autofahrer machen beim Einsteigen ohne weiter darüber nachzudenken immer wieder den gleichen Fehler: Erst ein Bein ins Auto, dann wird das andere nachgezogen. Dabei kann die Beckenschaufel abkippen. Und so geht's richtig:

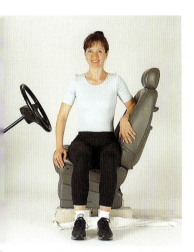

Seitlich auf den Sitz setzen, die Beine parallel nebeneinander stellen.

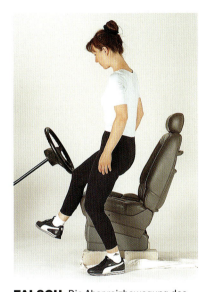

FALSCH Die Abspreizbewegung des einen Beines ist problematisch, da Verwringungsgefahr besteht. Gewöhnen Sie sich das bitte schnell ab!

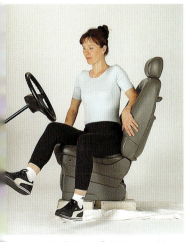

Jetzt beide Beine möglichst geschlossen ins Auto heben – Arme unterstützen.

DIE ÜBUNGEN – MOBILISIEREN UND STABILISIEREN

Die Beckenwippe im Sitzen

Hier geht es darum, den Beckenring durch Vor- und Zurückbewegen zu mobilisieren. Wichtig dabei: Übung mit nacktem Oberkörper vor einem Spiegel ausführen und auf das Einhalten einer geraden Linie zwischen Becken und Brustbein achten.

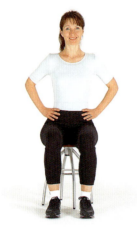

1 Aufrecht vor den Spiegel setzen, Beine im 90-Grad-Winkel und geradeaus. Oberkörper gerade!

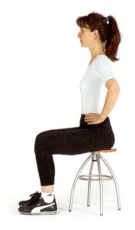

2 So sieht Position 1 von der Seite aus. Beachten Sie dabei bitte die Beinstellung.

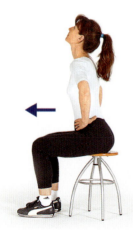

3 Kippen Sie das Becken samt Lendenwirbelsäule nach vorn. Dabei Symmetrieachse kontrollieren.

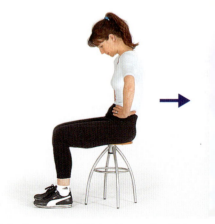

4 Becken nun nach hinten kippen. Der Rücken wird dabei leicht rund. Dann wieder Position 3.

DIE ÜBUNGEN – MOBILISIEREN UND STABILISIEREN

So verbessern Sie die Rückenspannung

Als Folge einer gekippten Beckenschaufel verändert sich die Rückenmuskulatur – sie zieht seitenungleich. Dies gilt es zu korrigieren. Die folgende Übung deshalb nur vor dem Spiegel ausführen und dabei auf eine exakt gerade Mittellinie achten.

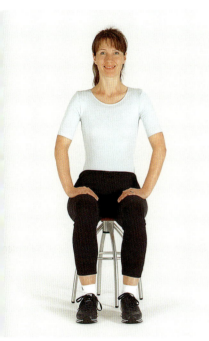

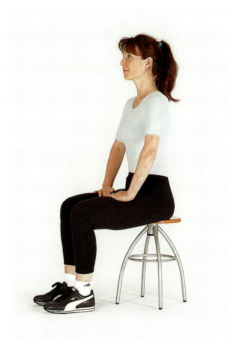

1 Die Ausgangsstellung entspricht Position 1 auf der linken Seite. Hände jetzt jedoch auf die Oberschenkel drücken. Mittellinie gerade halten.

2 Den Rücken durchspannen, Schulterblätter nach unten ziehen. Spannung ein paar Sekunden halten, entspannen und wiederholen.

DIE ÜBUNGEN – MOBILISIEREN UND STABILISIEREN

Bringen Sie den Schultergürtel in Schwung

Häufig ist die gesamte Rumpfmuskulatur inklusive des Schultergürtels blockiert. Um diesen Bereich wieder zu mobilisieren, eignet sich diese Übung, bei der Sie die Ellbogen vor und zurück kreisen lassen. Es geht nicht um Schnelligkeit. Führen Sie die Übung konzentriert und symmetrisch durch (einige Male vorwärts, dann rückwärts). Auf die Mittellinie achten.

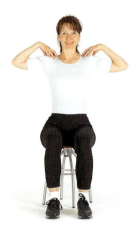

Spiegelansicht 90-Grad-Sitz, Arme seitlich ausstrecken, Hände auf die Schultern legen.

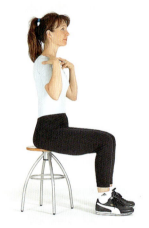

1 Grundposition: Ellbogen zeigen nach unten, die Hände ruhen auf den Schultern.

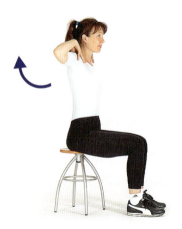

2 Ellbogen möglichst weit hinten kreisen lassen. Es sollte jedoch nicht wehtun.

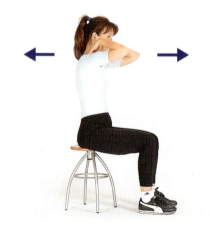

3 In hohem Bogen am Kopf vorbei und nach vorn. Mehrfach wiederholen, auch in Gegenrichtung.

DIE ÜBUNGEN – MOBILISIEREN UND STABILISIEREN

Auch die Wirbel wollen bewegt werden

Die Grundposition entspricht der Übung auf der linken Seite. Wieder lassen Sie die Ellbogen kreisen. Doch diesmal lassen Sie den gesamten Rumpf die Bewegung mitmachen. Mobilisiert die Wirbelgelenke, dehnt und spannt die Rücken- sowie die Bauchmuskulatur. Auch diese Übung zunächst einige Male vorwärts, dann einige Male rückwärts wiederholen.

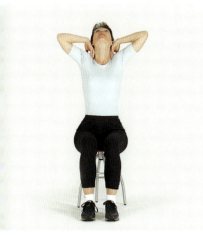

Aus der Grundposition Ellbogen nach hinten führen, Kopf und Rumpf mit nach hinten biegen.

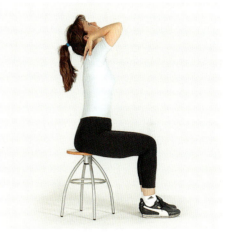

2 Kopf parallel zur Bewegung der Ellbogen nach oben führen. Der Oberkörper richtet sich auf.

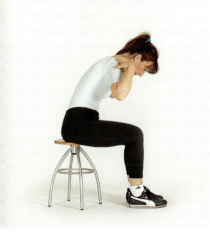

Während die Ellbogen nach vorn kreisen, Kopf mitnehmen und Rumpf beugen.

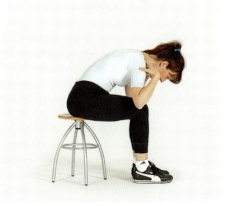

4 Bei der Abwärtsbewegung so weit wie möglich Kopf auf die Knie, Rücken rund machen.

DIE ÜBUNGEN – MOBILISIEREN UND STABILISIEREN

Kreuzgang statt Passgang

Wer längere Zeit eine gekippte Beckenschaufel hatte, neigt zum Passgang. D. h., dass Beine und Arme nicht wie beim Kreuzgang gegenläufig schwingen, sondern immer in dieselbe Richtung. Mit dieser Übung trainieren Sie wieder den natürlichen Kreuzgang. Die obere Bildreihe zeigt das Bild, das Sie im Spiegel sehen, die untere die Seitenansicht.

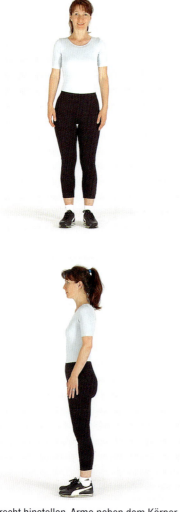
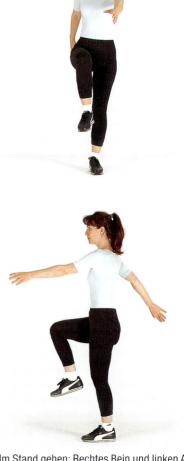

1 Aufrecht hinstellen, Arme neben dem Körper, dabei die Mittellinie kontrollieren.

2 Im Stand gehen: Rechtes Bein und linken Arm nach vorn. Der rechte Arm schwingt nach hinten.

DIE ÜBUNGEN – MOBILISIEREN UND STABILISIEREN

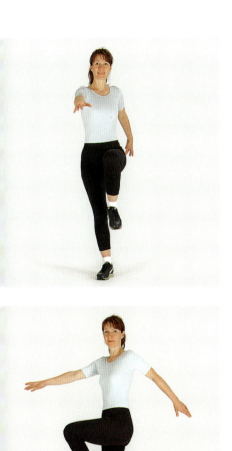

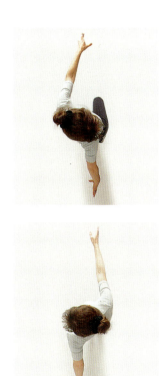

Nun das rechte Bein auf den Boden, linkes Bein und rechter Arm schwingen vor.

Variation Nachdem Sie den Kreuzgang eine Weile vor dem Spiegel unter ständiger Kontrolle der Mittellinie geübt haben, lassen Sie den Kopf nach rechts und links mit zu den Seiten drehen. Immer in die Richtung schauen, in die der Arm gerade nach hinten schwingt (in den Fotos die Sicht von oben).

DIE ÜBUNGEN – MOBILISIEREN UND STABILISIEREN

Beckenwippe im Stehen

Wie die Beckenwippe im Sitzen (Seite 132), dient auch diese Übung der Mobilisierung des Beckenrings. Im Stand ist die Übung jedoch noch intensiver, so dass sich mit ihrer Hilfe eine nur leicht verkantete Beckenschaufel sogar wieder richten lässt. Üben Sie deshalb besonders sorgfältig und achten Sie stets auf die gerade Mittellinie.

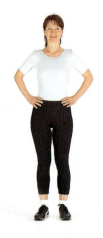

1 Ausgangsstellung: Hände an die Hüften, Beine minimal gespreizt, gerade aufrichten.

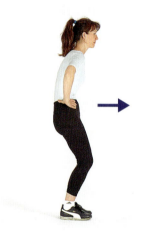

2 Becken langsam nach vorn kippen. Dabei im Spiegel die Mittellinie gegebenenfalls korrigieren.

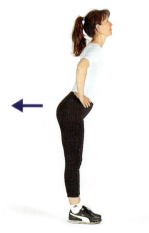

3 Nun das Becken wieder über die Ausgangsstellung hinaus nach hinten kippen. Wiederholen.

DIE ÜBUNGEN – MOBILISIEREN UND STABILISIEREN

ür Fortgeschrittene,

e die Übungen von Seite 138 beherrschen.

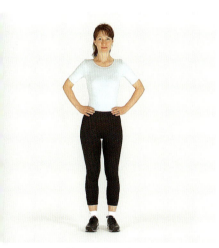

Ausgangsposition wie in 1 einnehmen. Stellen
e sich nun beim Nach-vorn-kippen …

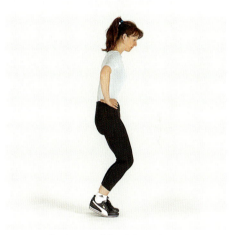

5 … des Beckens auf die Zehenspitzen und machen dabei einen Rundrücken.

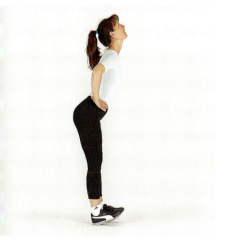

Becken nach hinten kippen, Rücken durchdrü-
en, auf die Fersen stellen. Wiederholen.

DIE ÜBUNGEN – MOBILISIEREN UND STABILISIEREN

Der »Katzenbuckel«

Diese Übung dient dazu, die gesamte Wirbelsäule sowohl nach vorn als auch nach hinten zu mobilisieren. Achten Sie dabei vor allem darauf, dass Sie die Lendenwirbelsäule einbeziehen und dass die Auf-und-nieder-Bewegung harmonisch verläuft. Machen Sie die Übung lieber langsamer, versuchen Sie aber jeden einzelnen Wirbel zu spüren.

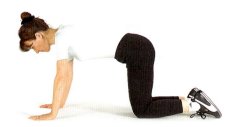

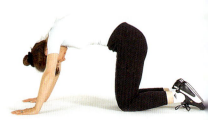

1 Ausgangsstellung: Knie und Arme als Stützen, Rücken gerade, Kopf nach vorn.

2 Kopf nach unten, Rücken rund machen und nach oben strecken. Arme/Beine nicht bewegen.

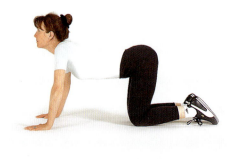

3 Aus Position 2 Rücken nach unten strecken, Kopf nach oben. Mehrfach fließend rauf und runter.

DIE ÜBUNGEN – MOBILISIEREN UND STABILISIEREN

Den Körper unter Spannung setzen

Diese Übung ist hervorragend dazu geeignet, die Muskelspannung des gesamten Körpers in symmetrischer Weise zu trainieren. Sie stabilisieren damit auch all jene Muskeln, die bei einer gekippten Beckenschaufel oft über Jahre oder Jahrzehnte zu wenig oder gar nicht beansprucht wurden.

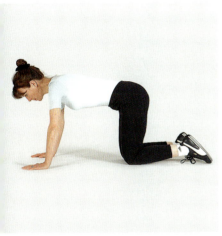
Die Ausgangsstellung wie bei der Übung links. Nun stellen Sie die Zehenspitzen auf und heben...

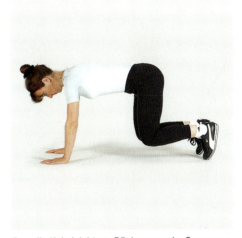
2 ...die Knie leicht an. Rücken gerade, Spannung für drei bis zehn Sekunden halten. Absetzen.

DIE ÜBUNGEN – MOBILISIEREN UND STABILISIEREN

Bei Rückenschmerzen zu empfehlen

Die Übung dient der Mobilisierung des Beckenrings und der unteren Lendenwirbelsäule. Sie können sie gut zur schonenden Lockerung bei Rückenschmerzen anwenden. Die falsche Variante wird oft als gute Wirbelsäulenübung angepriesen. Doch die dadurch verursachte Schraubenbewegung des Rückgrats ist zu heftig, so dass ich sie nicht empfehlen kann.

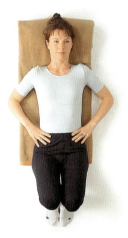

FALSCH Knie und Füße dürfen sich nicht berühren. Dies führt zu einer extremen Drehung...

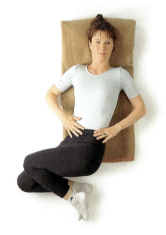

FALSCH ... wenn die Beine seitwärts gekippt werden. Zudem findet hier keine Mobilisierung...

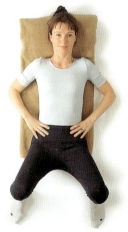

RICHTIG In Rückenlage Füße weit auseinander stellen, Hände auf die Hüften legen.

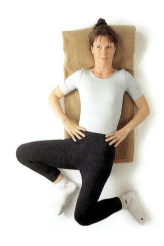

RICHTIG Rechtes Bein nach außen kippen. Falls möglich Knie auf den Boden bringen. Das ..

DIE ÜBUNGEN – MOBILISIEREN UND STABILISIEREN

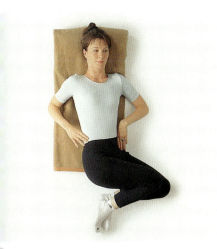

FALSCH ... des Beckenrings statt, da dieser ja als Ganzes gedreht wird.

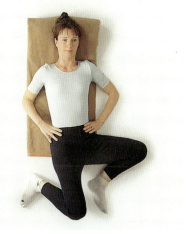

RICHTIG ... jeweils andere Bein nach innen drehen, also in einem flacheren Winkel.

DIE ÜBUNGEN – MOBILISIEREN UND STABILISIEREN

Tut auch dem Rücken gut: mehr Bauchmuskeln

Bauch- und Rückenmuskulatur arbeiten gegeneinander. Beide müssen stark sein, damit wir uns aufrecht halten können. Hier deshalb eine einfache Übung, um erschlaffte Bauchmuskeln wieder in Form zu bringen. Bei allen Kräftigungsübungen gilt: Muskeln beim Ausatmen anspannen, beim Einatmen entspannen. Möglichst normal atmen.

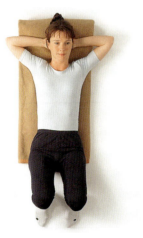

1 In Rückenlage die Füße aufstellen, Beine anwinkeln. Hände im Nacken falten.

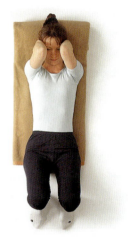

2 Ellbogen nach vorn führen und einatmen. Während Sie wieder ausatmen …

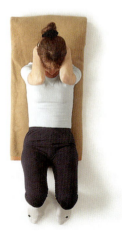

3 … den Kopf langsam anheben und langsam wieder absenken.

DIE ÜBUNGEN – MOBILISIEREN UND STABILISIEREN

Noch mehr Power für die Bauchmuskeln

Es gibt zahlreiche Varianten, wie sich Bauchmuskelübungen wie die auf der linken Seite intensivieren lassen. Hier ist eine davon. Sie erhöht durch den Einsatz der Arme und Hände im gesamten Oberkörper die Grundspannung. Probieren Sie's einfach aus. Sie werden den Unterschied sehr rasch bemerken.

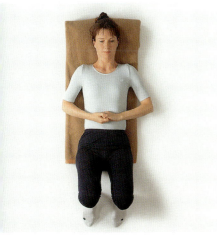

1 Ausgangsstellung wie links, jedoch Arme angewinkelt und in Bauchnabelhöhe ineinander gehakt.

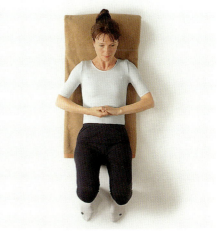

2 Hände auseinander ziehen und Kopf heben (wenig beugen). 3–10 Sekunden halten, ablegen.

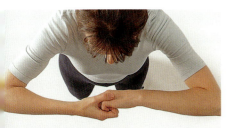

Handstellung, Aufsicht Legen Sie Ihre Hände wie zwei Haken ineinander: optimaler Halt.

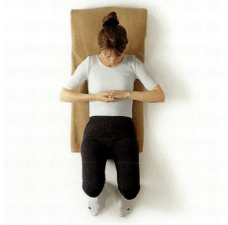

Falsch Kopf zu stark angebeugt und die Arme zu hoch (zu nahe an der Brust).

DIE ÜBUNGEN – MOBILISIEREN UND STABILISIEREN

Die Windmühle

Eine hervorragende Übung, wenn man zu lange gesessen hat. Die Windmühle mobilisiert den Schulter- sowie Nackenbereich und bringt das Blut in Wallung. Am Anfang langsam ausführen – um den Bewegungsablauf genau und unter Kontrolle der Mittellinie hinzubekommen. Dann schneller kreisen. Einige Male vorwärts, dann rückwärts durchführen.

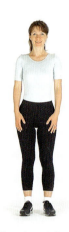

1 Gerade hinstellen, Arme hängen seitlich herab. Mittellinie kontrollieren, ausrichten.

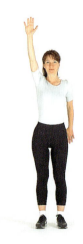

2 Rechten Arm gestreckt anheben. Wenn er mit dem hängenden Arm eine Gerade bildet, diesen ...

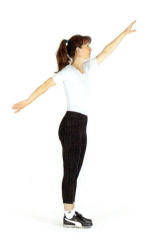

3 ... in der Bewegung mitnehmen, so dass beide Hände eine Kreisbewegung machen und sich die...

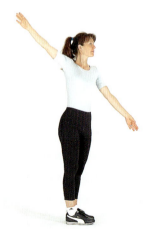

4 ... Hände stets gegenüberliegen. Erst vorwärts kreisen lassen, dann rückwärts, schneller werden

DIE ÜBUNGEN – MOBILISIEREN UND STABILISIEREN

Windmühle mit Pfiff

Diese Variante der Windmühle – der Bewegungsablauf ist prinzipiell derselbe wie links – bezieht auch die Halswirbelsäule sowie den Rumpf ein. Der Blick auf die Hand gibt jeweils die Bewegungsrichtung des Rumpfes vor. Es dauert ein Weilchen, bis der Ablauf fließend wird. Doch lassen Sie sich nicht abschrecken. Wieder einige Male vorwärts, dann rückwärts.

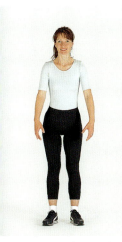

Ausgangsposition vor dem Spiegel: aufrechter Stand.

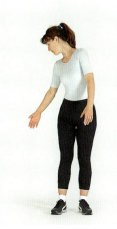

2 Auf die rechte Hand schauen. Arm nach hinten, Rumpf folgt...

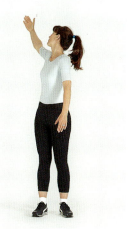

3 ... der Handbewegung. Jetzt beginnt die andere Hand...

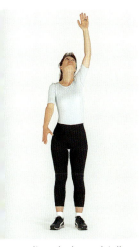

... mitzuschwingen. Ist die Linke oben, geht der Blick zu ihr.

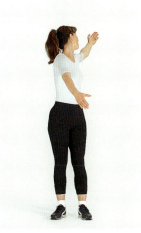

5 Kopf und Rumpf folgen auf jeder Seite je einem Umlauf.

DIE ÜBUNGEN – MOBILISIEREN UND STABILISIEREN

Gegen »eingerostete« Halswirbel

Diese Übungen sollen die Halswirbelsäule wieder beweglich machen. Wenn's dabei ein wenig knackt und knirscht, so ist das anfangs normal. Schmerzen darf es nicht. Und was ganz wichtig ist: Vor jeder Einzelübung im Spiegel symmetrisch ausrichten, langsam und konzentriert bewegen. Übungen 3a bis 3i einige Male vorwärts, dann rückwärts durchführen.

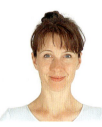

Ausgangsstellung von vorne. Kopf gerade halten und an die Mittellinie denken – wichtig!

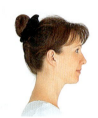

Ausgangsstellung von der Seite. Immer wieder in diese Position zurück – auf Mittellinie achten!

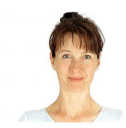

1a Ausgangsstellung.

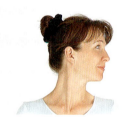

1b Aus der Ausgangsstellung Kopf nach links drehen – immer geradeaus blicken und Kopf nicht neigen.

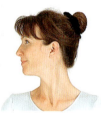

1c Nun Kopf nach rechts drehen. Mehrfach wiederholen. Den Kopf gerade halten und ganz langsam bewegen.

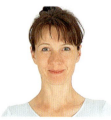

2a Ausgangsstellung.

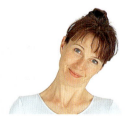

2b Kopf nach links neigen – Schultern bleiben dabei gerade, nach vorn schauen.

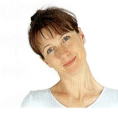

2c Kopf nach rechts neigen, zurück in die Ausgangsstellung. Mehrfach wiederholen.

DIE ÜBUNGEN – MOBILISIEREN UND STABILISIEREN

»Die liegende ∞« (acht)

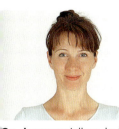

3a Ausgangsstellung. Im Spiegel auf Mittellinie achten und wie immer Kopf gerade halten.

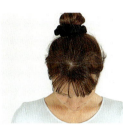

3b Kopf nach vorn neigen und gesenkt schräg nach links oben drehen. Die Augen schauen geradeaus.

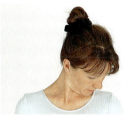

3c Kopf weiter drehen und dabei so aufrichten, als wollten Sie über Ihre linke Schulter schauen.

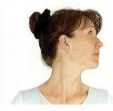

3d Der Kopf neigt sich nun auf der linken Seite schräg nach hinten-oben.

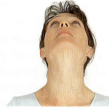

3e Drehen Sie den Kopf weiter, bis Sie senkrecht nach oben schauen und neigen Sie dann ...

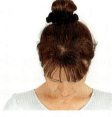

3f ...den Kopf wieder nach vorn. Die Bewegung geht nahtlos weiter: Kopf nach schräg rechts oben drehen ...

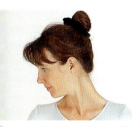

3g ... als wollten Sie nun über Ihre rechte Schulter nach hinten schauen.

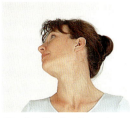

3h Den Kopf weiter neigen und drehen, ...

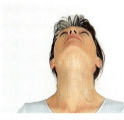

3i ... bis Sie ganz nach oben schauen. Dann Kopf wieder neigen und bei c weitermachen.

So geht's weiter gegen »eingerostete« Halswirbel

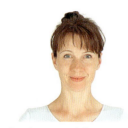

4a Ausgangsstellung von vorne. Immer wieder in diese Position zurückkehren.

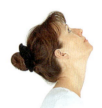

4b Kopf langsam nach hinten strecken und zurück in Ausgangsstellung – Kontrolle!

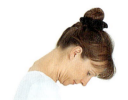

4c Kopf nach vorn neigen. Zurück in Ausgangsstellung. Wiederholen.

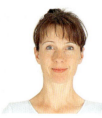

5a Ausgangsstellung der Übung mit dem Titel »Die Schildkröte« von vorn.

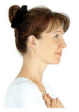

5b Ausgangsstellung von der Seite. Hand unterhalb des Halses auflegen. Grund: Nur Kopf und Hals sollen bewegt werden, nicht der Oberkörper.

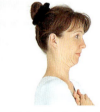

5c Ziehen Sie den Kopf – er bleibt senkrecht – langsam nach hinten, so als würde er auf einer Schiene nach hinten gleiten.

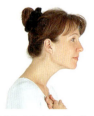

5d Jetzt gleitet der Kopf auf der Schiene nach vorn – so als würde eine Schildkröte ihren Kopf aus dem Panzer strecken.

DIE ÜBUNGEN – MOBILISIEREN UND STABILISIEREN

Achtung: Nur nach fachlicher Anleitung üben!

Dies ist die intensivste Möglichkeit, eine blockierte Beckenschaufel zu mobilisieren. Die Übung darf nicht ohne ärztliche Diagnosestellung, physiotherapeutische Befunderhebung und fachliche Einweisung durchgeführt werden! Sonst kann das schwere gesundheitliche Folgen haben. Sie dient daher an dieser Stelle nur zur Anschauung für Patienten.

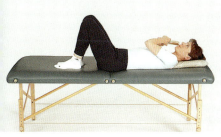 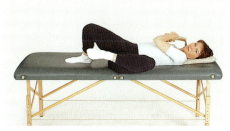

1 Sie liegen erhöht auf dem Rücken, Knie angewinkelt, ein Arm gestreckt, der andere fasst ...

2 ...die gegenüberliegende Schulter. Ein Bein wird nun langsam über die Kante gekippt und ...

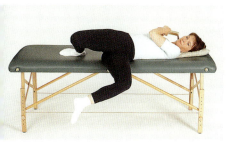 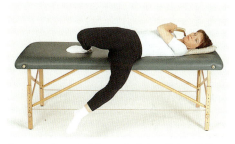

3 ... gleitet locker hinab. Oberkörper und anderes Bein fixieren den Körper auf der Unterlage, bis...

4 ... das herunterhängende Bein mit dem Fuß den Boden berührt. Nun wird das Bein flach entlang ...

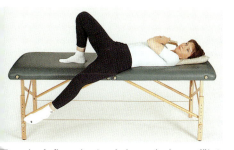

5 ... der Auflagenkante wieder nach oben geführt. Achtung: Die Seite ist abhängig von der Diagnose!

ALTERNATIVE METHODEN

Brügger, Zilgrei, Dorn & Co.

Gegen körperliche Fehlhaltungen, Rücken- oder Gelenkschmerzen gibt es unzählige Therapiekonzepte. Allein daraus lässt sich schon ableiten, welch zentralen Aufmerksamkeitsgrad Haltungsprobleme und ihre Folgen in unserer modernen Gesellschaft inzwischen erreicht haben. Auf den folgenden Seiten kann daher nur eine kleine Auswahl von Verfahren vorgestellt werden (Feldenkrais-Methode, Brügger-Therapie, Rolfing, Dorn-Methode, Zilgrei). Allen gemein ist, neben der prinzipiell gleichen Zielsetzung, dass sie nicht bei einem möglichen Beckenschiefstand als Basis aller Probleme ansetzen, sondern andere Ursachen in den Mittelpunkt stellen – oder teils nur besonders schmerzhafte Symptome durch spezielle Übungen zu lindern versuchen.

Welche Verfahren gibt es neben der Cross-Methode?

Im Folgenden werde ich Ihnen einige Methoden vorstellen, die zum Teil explizit als Behandlungsansatz für Gelenk- und Wirbelsäulenprobleme angesehen werden. Zu nennen wäre da an erster Stelle die so genannte Brügger-Therapie. Andere Methoden, z. B. die so genannte Feldenkrais-Methode, beschränken sich darauf, das Körpergefühl zu heben mit daraus resultierender Verbesserung der Körperhaltung. Da all diese verschiedenen Methoden gern von Patienten in Anspruch genommen werden, die Beschwerden an Wirbelsäule und Gelenken haben, möchte ich hier kurz auf einige eingehen. Sie mögen alle ihre Berechtigung haben und führen in manchen Fällen fraglos auch zu Verbesserungen des Leidenszustands von Patienten. Doch sie behandeln in vielen Fällen nur die Symptome, nicht aber die Ursache, die häufig in einem funktionellen Beckenschiefstand zu finden ist.

Ich bitte daher schon mal alle Verfechter der einen oder anderen Methode um Entschuldigung, dass ich ihre Therapie hier nur skizzieren oder gar überhaupt nicht ansprechen kann. Im Anhang sind jedoch für den interessierten Leser ausgewählte Bücher genannt, die er für genauere Informationen gerne zu Rate ziehen kann.

> Die Alternativen zur Cross-Methode: Behandlungsansätze für Gelenk-/Wirbelsäulenprobleme – bei Beckenschiefstand allerdings ungeeignet.

Die Brügger-Therapie: eine Idee mit neurologischem Tiefgang

Dr. med. Alois Brügger wurde 1920 in Chur/Schweiz geboren. Er ist Psychiater und Neurologe. Ausgangspunkt seiner Überlegungen war, dass es Verschleißerscheinungen an Wirbelsäule und Gelenken gibt, ohne dass Schmerzen auftreten müssen, oder auch dass sich Schmerzen in diesen Bereichen entwickeln können, obwohl keine Verschleißerscheinungen vorliegen.

Schmerzen ohne Verschleiß – Verschleiß bezieht sich z. B. auf den geschädigten Gelenkknorpel bei einer Hüftgelenksarthrose – erklärt Brügger damit, dass der Körper schon lange vor dem ersten Zeichen einer Schädigung Alarm schlägt.

Jede Fehlhaltung führt zu Schmerzen

Das ist in der Tat so. Wer beispielsweise ständig krumm am Schreibtisch sitzt, wird Rückenschmerzen bekommen. Auch dann, wenn die Bandscheiben und Wirbelgelenke noch völlig in Ordnung sind. Brügger geht davon aus, dass eine aufrechte Haltung für das Wohlbefinden zwingend notwendig ist und dass jede Fehlhaltung nach einiger Zeit Schmerzen verursachen wird.

Dabei spielt es keine Rolle, ob die Fehlhaltung lediglich eine Schonhaltung wegen irgendwelcher Schäden am Bewegungsapparat (z. B. bei einem Gelenkschaden) ist, ob sie durch Überlastung bestimmter Muskelgruppen (z. B. Tennisarm) oder nachlässiges Sitzen am Schreibtisch zustande gekommen ist. In all diesen Fällen versucht Brügger zunächst die Ursache der Schmerzen – also die Gründe für die Fehlhaltung – herauszufinden. Im nächsten Schritt soll dem Patienten dann die normale Funktion wieder beigebracht werden.

Brügger-Therapie: Wiedererlernen körpergerechter Alltagsbewegungen und Ausgleichsgymnastik zur Neuprogrammierung des Gehirns sowie zum Einüben natürlicher Muskelbewegungsabläufe.

Falsche Bewegungsprogramme löschen

Das geschieht in der Brügger-Therapie zum einen durch Übungen, in denen der Patient lernt, Alltagsaktivitäten wie Heben und Tragen körpergerecht auszuführen. Zum anderen setzt Brügger auf eine Ausgleichsgymnastik, die »falsche« Bewegungsprogramme im Gehirn löschen und den richtigen Bewegungsablauf der entsprechenden Muskeln trainieren soll.

Die Idee, die der Brügger-Therapie zugrunde liegt, ist korrekt. Ebenso der Ansatz, nach den Ursachen der Fehlhaltung zu suchen, sie zu beseitigen und dem Körper gesunde Bewegungsabläufe beizubringen. Die Therapie wird in vielen Fällen erfolgversprechend sein. Nachhaltigen Erfolg verspricht sie jedoch nur, wenn der Beckenschiefstand auf Dauer behoben wird.

Brügger-Therapie: korrekt von Idee und Ansatz, die Ursachen der Fehlhaltung zu ergründen. Beim Beckenschiefstand aber ohne Erfolgsaussichten.

Die Feldenkrais-Methode

Es war eigentlich eine nahe liegende Idee, auf die der israelische Kernphysiker Moshé Feldenkrais (1904–1984) seine Therapie aufbaute. Er ging davon aus, dass wir in unserem Kopf ein Körperbild gespeichert haben, das auf Vererbung, Erziehung und Selbsterziehung beruht. Wie wir uns bewegen, wie wir uns geben, wie wir fühlen und denken, all dies führt er auf diese drei

Faktoren zurück. Von diesen Faktoren können wir aus seiner Sicht lediglich die Selbsterziehung noch beeinflussen.

Wenn wir feststellen, dass wir Haltungsprobleme haben, die möglicherweise bereits zu Schäden am Skelettsystem geführt haben, bietet sich seine Feldenkrais-Methode als Hilfe an.

Veränderung der Körperwahrnehmung zur Verbesserung der Bewegungsform

Im Einzelunterricht (so genannte funktionale Integration) oder im Gruppenunterricht (unter dem Motto »Bewusstheit durch Bewegung«) werden ganz ohne Anstrengung einfache Übungen gemacht. Ziel dieser Übungen ist es, unsere Körperwahrnehmung zu verändern und als Folge davon zu besseren, gesünderen Bewegungsformen zu finden – und dadurch letztendlich körperliche Fehlhaltungen zu beseitigen.

Für viele Menschen ist diese Methode sicher eine große Bereicherung und Hilfe. Der Ansatz ist jedenfalls, ebenso wie die mir bekannten Übungen, hervorragend. In Fällen aber, in denen ein Beckenschiefstand Ursache der Probleme ist, kann die Feldenkrais-Methode nur geringe oder kurzfristige Erfolge erzielen, da sie die Wurzel des Übels nicht als grundlegend berücksichtigt hat.

> Feldenkrais-Methode: durch Veränderung der Körperwahrnehmung zu gesünderen Bewegungsformen und letztendlich zur Korrigierung körperlicher Fehlhaltungen gelangen.

Rolfing – manueller Druck auf verspannte Gewebeschichten

Der Begriff »Rolfing« leitet sich vom Namen der amerikanischen Biochemikerin Ida P. Rolf (1896–1979) ab, die diese Massage- und Bewegungstechnik, die sie »strukturelle Integration« nannte (worunter sie die Neuordnung des Körperbaus verstand), in den 50er-Jahren des vorigen Jahrhunderts entwickelt hat.

Für Fehlhaltungen machte Ida Rolf körperliche und psychische Verletzungen verantwortlich. Diese können – meines Erachtens ein völlig richtiger Grundgedanke – nicht nur die seelisch-geistige Grundstimmung des Menschen, sondern auch seine gesamte Körperhaltung verändern.

Während der Behandlung bearbeitet der Therapeut die verspannten Gewebeschichten (vor allem die so genannten Faszien, die Hüllschichten der Muskulatur) mit knetenden Bewegungen

> Rolfing: Behandlung von stress- oder verletzungsbedingten Fehlhaltungen durch manuellen Druck auf verspannte Gewebeschichten (vor allem die »Faszien«, die Hüllschichten der Muskulatur).

von Fingern, Knöcheln und Ellbogen. Danach werden neue Bewegungsmuster eingeübt, die nicht nur die körperlichen Fehlhaltungen, sondern auch die psychischen »Krankheitsmuster« beheben sollen. Rolfing kann durchaus geeignet sein, bestimmte Haltungsprobleme in den Griff zu bekommen. Auch hier gilt wieder: Wird der Beckenschiefstand nicht dauerhaft behoben, kann keine nachhaltige Besserung eintreten.

Die Dorn-Methode: Die Gelenke wieder in Form bringen

Dieter Dorn, seines Zeichens Sägewerkbesitzer, hatte unter Rückenproblemen zu leiden. Sicher kein Einzelfall in seinem Beruf. Deshalb entwickelte er vor etwa 20 Jahren die so genannte Dorn-Methode. Er ging bei seinen Überlegungen davon aus, dass Gelenke immer dann schmerzen, wenn der Gelenkkopf nicht richtig in der Gelenkpfanne ruht. Darüber muss man nicht streiten, handelt es sich doch um eine simple Wahrheit.

Gelenke anwinkeln und unter Druck strecken

Bei der Dornschen Behandlungsmethode wird zunächst das schmerzende Gelenk angewinkelt und unter Druck wieder gestreckt. Geschieht dies an einem Kniegelenk, das aufgrund eines Beckenschiefstands Schmerzen bereitet, so wird die Behandlung keinen bzw. nur kurzfristig Erfolg haben, da ja die Ursache der Beschwerden nicht behandelt wird.

Anwendung findet die Dorn-Methode bei Wirbelfehlstellungen. Doch auch hier möchte ich darauf hinweisen, dass ein einfach in die richtige Position gedrückter Wirbel sich bald wieder falsch ausrichten wird, wenn die Ursache – der Beckenschiefstand – nicht zuvor behoben wurde. Allein schon weil die Muskeln darauf gepolt sind, den Rumpf wieder in der Fehlhaltung zu fixieren.

Dorn-Methode: Anwinkelung und folgende Streckung des erkrankten Gelenks unter Druck – auch bei Wirbelfehlstellungen eingesetzt.

Zufallstreffer bei Beckenschiefstand

Doch die Dorn-Methode wird selbstverständlich auch am Hüftgelenk angewandt: Das Bein anwinkeln und anschließend unter Druck strecken. Dies kann tatsächlich bewirken, dass die gekippte Beckenschaufel wieder in ihre Ursprungsposition im

Iliosakralgelenk zurückrutscht, der Beckenschiefstand also – zumindest kurzfristig – beseitigt wird. Nur leider wird dieser Zufallserfolg nicht durch weitere Behandlungen stabilisiert. Und genau darin sehe ich die Problematik der Dorn-Methode. Denn die über lange Zeit fehlgeleitete Muskulatur (mit Umprogrammierungen im Gehirn – siehe Seite 38) wird ziemlich rasch den alten, falschen Zustand wiederherstellen; die Korrektur des Beckenschiefstands ist daher nur von kurzer Dauer.

Die Dorn-Methode mag möglicherweise bei manchen Beschwerden hilfreich sein, nicht aber dann, wenn der Beckenschiefstand auf Dauer nicht behoben werden kann.

Kurzfristige Korrektur des Beckenschiefstands durch Dorn-Methode. Aber keine langfristige Heilung mangels grundlegender Ursachenbehebung und Behandlungsstrategien.

Zilgrei – Chiropraktik plus Yoga

Das Zilgrei-Verfahren wurde in den späten 70er-Jahren des vorigen Jahrhunderts von der Yogalehrerin Adriana Zillo und dem Chiropraktiker Hans Greissing entwickelt (daher der Name: Zillo plus Greissing = Zilgrei).

Es geht bei dieser Methode darum, falsche Körperhaltungen und ihre Folgen zu beseitigen. Zur Anwendung kommen ähnliche Übungen wie beim Yoga sowie spezielle Atemübungen. Dabei werden genau jene Bewegungen trainiert, die die schmerzhaften Bewegungen ausgleichen sollen. Die Übungen, die solch klangvolle Namen wie Schwanen-, Eisvogel- oder Kranichübung tragen, sollen sowohl vorbeugend als auch im Falle akuter Schmerzen wirken. Auch bei der Zilgrei-Therapie gilt, nachhaltigen Erfolg verspricht sie nur, wenn der Beckenschiefstand auf Dauer behoben wird.

Zilgrei-Therapie: durch ähnliche Übungen wie beim Yoga und spezielle Atemübungen Schmerzen bei bestimmten Bewegungen lindern.

Zusammenfassung

Der Unterschied meiner Methode zu anderen liegt in der ständigen Kontrolle der Statik des Beckens mittels Acromiopelvimeter. Die Messgenauigkeit wurde im Vergleich mit Hunderten von Röntgenaufnahmen, die im Stand gemacht wurden, nachgewiesen. Tatsache ist: Keine der erwähnten Methoden befasst sich mit diesen ständigen Kontrollen, um sicher zu sein, dass das Becken nach der Behandlung auch tatsächlich gerade steht – zudem schließt keine andere Methode die vielen Bausteine der Cross-Methode mit ein – und deshalb gibt es keine Alternative.

Fazit: bei Beckenschiefstand kann die Cross-Methode helfen

Es gibt noch eine ganze Reihe weiterer Methoden, die für sich in Anspruch nehmen, die Körperhaltung zu verbessern. Dabei wird die Körperhaltung häufig in direkter Kopplung zum psychischen Zustand des Menschen betrachtet. Die enge Verzahnung von Psyche und Körperhaltung wurde über viele Jahrzehnte in der Medizin unterschätzt. Erst die Statistiker konnten die Mediziner von etwas überzeugen, das jedem Laien durch persönliche Anschauung längst klar ist: Ein traurig- depressiver Mensch lässt die Schultern hängen, geht und steht gebückt. Dass er aufgrund dieser psychisch bedingten permanenten Fehlhaltung ein großes Risiko trägt, Rückenschmerzen und Bandscheibenbeschwerden zu entwickeln, ist nahe liegend.

Weitere Behandlungsmethoden mit einer Gemeinsamkeit: Sie berücksichtigen die enge Verzahnung von Psyche und Körperhaltung.

Für jemanden, der eine Fehlhaltung entwickelt hat, weil er psychische Probleme hat bzw. der durch seinen Arbeitsalltag falsche Haltungen erlernt hat, mag das eine oder andere dieser Behandlungsverfahren durchaus das Ei des Kolumbus sein. Die Methoden sind aber mit absoluter Sicherheit untauglich, wenn ein Beckenschiefstand die alleinige Ursache der gesundheitlichen Probleme ist.

Denkbar ist natürlich auch, dass es neben dem Beckenschiefstand noch weitere Faktoren gibt, die den Zustand verschlimmern. In diesem Fall können die verschiedenen Verfahren womöglich ebenfalls eine Besserung bewirken. Sie werden aber, wenn der Beckenschiefstand nicht behoben wird, auf Dauer nichts bringen.

Seien Sie kritisch bei der Therapie

Schauen Sie sich die verschiedenen Methoden vor diesem Hintergrund bitte ganz kritisch an. Wenn Sie sicher sind, dass bei Ihnen kein Beckenschiefstand vorliegt (machen Sie zur Sicherheit zumindest den Test ab Seite 99), können Sie getrost das eine oder andere Verfahren ausprobieren. Ich freue mich, wenn es Ihnen hilft. Sollten Sie aber auch nur den Verdacht haben, dass Ihr Beckenring das Problem ist: Fragen Sie bei den Vertretern des jeweiligen Verfahrens einmal nach, ob sie das Problem kennen und wenn ja, wie ihre Lösung dafür aussieht.

Literaturhinweise

Baumgartl, F./Thiemel, G.:
Untersuchung des Kniegelenks, Georg Thieme, 1993

Byl, N./Hamati, D./Melnick, M./Wilson, F./McKenzie, A.:
The sensory consequences of repetitive strain injury in musicians: focal dystonia of the hand, Journal of Back and Musculoskeletal Rehabilition, 7 (1996), 27–39

Byl, N. N./Merzenich, M. M./Jenkins, W. M.:
A primate genesis model of focal dystonia and repetitive strain injury, Neurology, 47, Aug. 1996

Dahmen, G. (Hrsg.):
Tiefsitzender Rückenschmerz, Ciba-Geigy, 1994

Dehler, F./Kubalek-Schröder, S.:
Funktionsabhängige Beschwerdebilder des Bewegungssystems – Brügger-Therapie nach dem Murnauer Konzept, Springer-Verlag, geplanter Erscheinungstermin 2003

Dt. Ges. f. Orthopädie und Traumatologie /Berufsverb. d. Ärzte f. Orthopädie (Hrsg.):
Leitlinien der Orthopädie, Deutscher Ärzte-Verlag, 1999

Feldenkrais, M.:
Bewußtheit durch Bewegung, Suhrkamp, 1996

Feldenkrais, M.:
Das starke Selbst – Anleitung zur Spontanität, Suhrkamp, 1992

Flemming, G.:
Die Methode Dorn – Eine sanfte Wirbel- und Gelenktherapie, Aurum, 2001

Gesundheitsberichterstattung des Bundes:
Gesundheitsbericht für Deutschland 1998, http://www.gbe-bund.de

Greissing, H./ Zillo, A.:
Zilgrei gegen Rückenschmerzen – Selbstbehandlung durch eine einfache Haltungs- und Atemtherapie, Mosaik, 1991

Hüter-Becker, A./Schewe, H./Heipertz, W.:
Physiotherapie (Bd. 6), Georg Thieme, 1996

Kapandji, I.A.:
Funktionelle Anatomie der Gelenke (Bd. 1–3), Hippokrates, 2001

Kunsch, K./Kunsch, S.:
Der Mensch in Zahlen, Spektrum, 2000

Lewit, K.:
Manuelle Medizin, Barth, 1997

Muschinsky, B.:
Massagelehre in Theorie und Praxis, Gustav Fischer, 1992

Netter, F. H.:
Farbatlanten der Medizin (Bd. 7), Georg Thieme, 1992

Renström, P. A. F. H. (Hrsg.):
Sportverletzungen und Überlastungsschäden – Prävention, Therapie, Rehabilitation, Deutscher Ärzte-Verlag, 1997

Rolf, I.:
Rolfing – Strukturelle Integration, Hugendubel, 1997

Sachse, J. (Hrsg.):
Massage, Grundlagen und Indikationen. Befundgerechte Massagedurchführung nach Anneliese Hamann, Ullstein Mosby, 1992

Smillie, I. S.:
Kniegelenksverletzungen, Enke, 1985

Sobotta, J.:
Atlas der Anatomie des
Menschen (Bd. 1 u. 2),
Urban und Schwarzenberg,
1993

Voll, J. (Hrsg.):
Handbuch Sporttrauma-
tologie, Sportorthopädie –
Funktionelle Anatomie,
Diagnostik, Therapie,
Barth, 1995

Weineck, J.:
Sportanatomie, Perimed-
Spitta, Medizinische
Verlags-Gesellschaft, 1993

Wessinghage, D./ Leeb, I.:
Ärztlicher Ratgeber
Arthrose, Wort & Bild, 2000

Winkel, D. (Hrsg.):
Das Sakroiliakalgelenk,
Gustav Fischer, 1992

*Wirth, C. J./Jäger, M./
Kolb, M.:*
Die komplexe vordere Knie-
Instabilität, Georg-Thieme,
1984

Cross-Therapeuten mit Acromiopelvimeter

Orthopäden
Dr. med. Martin Vogel
Chefarzt der orthopä-
dischen Abteilung der
Fachklinik der LVA der Freien
u. Hansestadt Hamburg
Rehberg-Klinik
37444 St. Andreasberg
Tel. 05582/8010

Ärzte
Thorwald Hey
Braustr. 3
31675 Bückeburg
Tel. 05722/3905

Dr. med. K.-P. Schlebusch
Hufelandstr. 60
45147 Essen
0201/745044

Dr. med. Ingolf Kunze
Oststr. 10
31698 Lindhorst
Tel. 05725/5048

Zahnärzte
Prof. Dr. med. dent.
W. B. Freesmeyer
Zahnklinik Süd
14197 Berlin
Tel. 030/84456239

Dr. med. dent.
Angelika Börner
Kefersteinstr. 36
21335 Lüneburg
Tel. 04131/49494

Dr. med. dent. Wolfgang Burk
Von-Müller-Str. 28
26123 Oldenburg
Tel. 0441/882827

Kai-Uwe Schulze
Wilhelmstr. 14
33378 Rheda-Wiedenbrück
Tel. 05242/44186

Dr. med. dent.
Wolfgang Stute
Niedernstr. 37
33602 Bielefeld
Tel. 0521/66669

Dr. med. dent.
Gudrun Flechsig
Walburger Str. 34
37213 Witzenhausen
Tel. 05542/72867

Uwe Fischer
Ruhrallee 95
44139 Dortmund
Tel. 0231/122579

Dr. med. dent. Dirk Leusch
Neuer Steinweg 24
46446 Emmerich am Rhein
Tel. 02822/4300

Dr. med. Dr. med. dent.
Detlef Seuffert
Am Seitenreich 7
47259 Duisburg
Tel. 0203/998860

Dr. med. dent.
Jörg Strotmann
Bergstr. 15
47638 Straelen-Herongen
Tel. 02839/560075

Dr. med. dent. Axel Nobis
Dr. med. dent.
Christel Nobis-Dähnke
Theisstr. 19a
49610 Quakenbrück
Tel. 05431/3103

Dr. med. dent.
Michael Clostermann
Hauptstr. 32
53424 Oberwinter
Tel. 02228/305

Prof. Dr. med. dent.
Ramon Fuentes
Universidad de la Frontera
Temuco (Chile)
0056/45/325775

Da es wiederholt zu Reklamationen gekommen ist, dass Therapeuten, die an Kursen teilgenommen haben, die Cross-Methode nicht korrekt durchführen, haben wir uns entschlossen, nur solche Therapeuten zu nennen, von denen wir positive Rückmeldungen erhalten haben. Anfragen bei mir (05722/3655) oder Dr. Wolfgang Stute (0521/66669).

Register

A

Acromiopelvimeter 109–110
– Beckenschiefstand, Messung 18
– Beinlängendifferenz, funktionelle 35
Akustikusneurinom, Schwindel 96
alternative Methoden 153–159
Angina-pectoris-Symptome, Brustwirbelverschiebungen 77
Arthrose 52–57
– Aktivierung 53–54
– Ersatzknorpel 54
– Hüftgelenke 52–57
– Kniegelenk/-scheibe 63–65
– Körperfehlhaltung 55
– Kunststoff-Knorpel 56
– Prophylaxe 56–57
– Schonhaltung 54–55
– Therapie 55–57
Atembeschwerden 13
Atlas 80–81
Atmung, Brustwirbelsäule 76
Aufstehen 130
Augenfehlstellungen 13
– Torticollis spasmodicus 94–95
Außenmeniskus 61
– Kniegelenkarthrose 64
– Schäden 13
Axis 80–81

B

Bänder
– Hüftgelenke 50
– Kniegelenk 60
– Kreuzbein 29
Bandscheiben 39
– Beckenschiefstand 43, 73
– Skoliose 43
Bandscheibenprotrusion/-vorfall 13, 46, 71
– Chymopapain-Injektion 73
– Lähmungssymptome 24
– Mikrochirurgie 72
– Nervenleitungsstörung 44–45
– Operation 72–73
– Skoliose 70
Bauchfalte, Verlauf 15, 101–102
Bauchmuskeln, Übungen 144–145
Becken 26–47
– Höhendifferenz der Kämme 35
– Mobilisierung 19, 112
– Vermessung 123
Beckenring
– Aufbau/Anatomie 28
– Flexibilität, Schwangerschaft 31
– Stabilität 29
Beckenschaufel 28
– blockierte, Mobilisierung 151
– gekippte 57
Beckenschiefstand 12, 25
– Bandscheiben 43, 73
– Brustkorbatmung, eingeschränkte 76
– Brustwirbelsäule 75
– Cross-Methode 14–15, 97
– Dermatome, schmerzende 42
– Dorn-Methode 157
– Dystonie 38
– Einlagen 113
– Folgen 13
– Gehirn, Anpassung 39
– Halswirbelsäulen-Syndrom 84
– Hüftgelenkschäden 47
– Kettenreaktion 16–17
– Kiefergelenkfehlstellung, Regulierung 95–97
– Knieschäden 47
– Lendenwirbelsäule 68–74
– Meniskusschaden 64–65
– Messungen 108, Acromiopelvimeter 18

164

REGISTER

– Migräne 92
– Schraubenfixation 74
– Schulter-Becken-Messgeräte 111
– Skoliose 41
– Tests 100–103
– Torticollis spasmodicus 87
– Unterkieferfehlstellung 90
– Wirbelsäule, Fehlhaltungen 69
– Wirkung 31–33
Beckenverwringung 16, 34, 57
– Skoliose 41
Beckenwaage 109
Beckenwippe
 – im Sitzen 132
 – im Stehen 138–139
Befunderhebung 108–115
Behandlungskosten, Erstattung 120–122
Beinlängendifferenz
 – anatomische 32–33
 – funktionelle 16–17, 32–47,
   Acromiopelvimeter 35,
   Unterkieferfehlstellung 90
Bewegungsbad 118
Bewegungsprogramme, falsche 155
Blockierung(en)
 – Beckenschaufel 151
 – Hüftgelenke 52
Bodenübungen 127
Brügger-Therapie 154–155
Brustkorbatmung, eingeschränkte,
   Beckenschiefstand 76
Brustwirbel 39
– Angina-pectoris-/Herzinfarkt-
   Symptome 77
Brustwirbelsäule 44, 74–77
– Anatomie 75
– Atmung 76
– Beckenschiefstand 75

C
Chiropraktik/-therapie 158
– Halswirbelsäulen-Syndrom 83
Cross-Methode 105–123
– Acromiopelvimeter 110
– Ausbildung 108, 122–123
– Beckenmobilisierung 112
– Beckenschiefstand 14–15, 97
– Befunderhebung 108–115
– Behandlungskosten 120–122
– Beschwerden, behandelbare 114–115
– Erfahrung 108
– Erstgespräch 121
– Fortbildungslehrgang 122
– Iliosakralgelenkmobilisierung 112
– Körperschwerpunkt, Bestimmung 111
– Kontrolluntersuchungen 120
– Patientenvorgeschichte 114
– Röntgenbilder im Stand
   und Liegen 19, 112
– Untersuchung, erste 110
– Ursachenforschung 106–108

D
Dermatome, schmerzende, Skoliose 42
Dorn-Methode 157–158
Dystonie, fokale 38

E
Einbeinstand 129
Einlagen
– Füße, Auflagefläche 113
– Fußauflagefläche, Ausgleich 20
Einsteigen ins Auto 131
Elektrotherapie 20, 117

F
Fangopackungen 20, 116–117
Fehlhaltung/-stellung

165

– Augen 13, 94–95
– Kiefergelenk 21, 97
– Kniegelenk 63–64
– Körper 55
– Rückenschmerzen 155
– stress- oder verletzungsbedingte, Rolfing 156
– Unterkiefer 15, 92-93
Feldenkrais-Methode 155–156
Finger, taube 24
Füße
– Auflagefläche, Einlagen 113
– Waschen 129
Funktionsschiene, Kiefergelenkfehlstellung 21, 97
Fußgewölbe, Veränderungen 13

G

Gebiss, Lückentest 101
Gelenkschmiere 53
Gewichtstest mit zwei Waagen 18–19
Gleichgewichtsstörungen 96

H

Halswirbel(säule) 39, 44, 79–87
– Anatomie 80–81
– Beweglichkeit/Flexibilität 80–82
– Skoliose 85
– Übungen 148–150
Halswirbelsäulen-Syndrom 12, 82–84
– Beckenschiefstand 84
– Chirotherapie 83
– TENS 83
– Wärmeanwendungen 83
Heben 128
Herzbeschwerden/-infarktsymptome 13
– Brustwirbel, Verschiebung 77
Hexenschuss (Lumbago) 12, 70–72
Hinlegen 130

Hörstörungen, Schwindel 96
Hörsturz 12–13
– Unterkieferfehlstellung 93
Hüftbeine, Spiegelsymmetrie 16, 34
Hüftgelenke 49–57
– Anatomie 50–52
– Arthrose 52–57
– Bänder 50
– Beckenschiefstand 47
– Blockierungen 52
– Dauerstress 50
– künstliche 56
– Stabilität, muskuläre 51
– Verschleiß, frühzeitiger 13

I

Iliosakralgelenke
– Beweglichkeit 30
– Instabilität 31
– Mobilisierung 112
Innenmeniskus 61
– Kniegelenkarthrose 64
– Schäden 13
Ischialgie 13

K

Katzenbuckel 140
Keilbein-Unterkiefer-Muskel, Kopfschmerzen 91
Kiefergelenk 89–97
– Beckenschiefstand 97
– Fehlstellung 21, 97, Funktionsschiene 21, 97
– Muskeln/Nerven 91
– Schmerzen 12
Kniegelenk 59–65
– Anatomie 61
– Arthrose 63–64
– Bänder 60

– Belastbarkeit 60
– Fehlstatik 63–64
– Verletzungen, akute 62
Knieschäden/-probleme 65
– Beckenschiefstand 47
Kniescheibe 60–61
– Arthrose 65
Körper unter Spannung setzen 141
Körperfehlhaltung, Arthrose 55
Körperschwerpunkt, Bestimmung 111
Körperwahrnehmung, Feldenkrais-
  Methode 156
Kopfschmerzen 12–13
– Keilbein-Unterkiefer-Muskel 91
Krankengymnastik 118–119
Kreuz 67–77
Kreuzband, hinteres/vorderes 61
Kreuzbein 28, 44
– Bänder 29
– Beckenschiefstand 69
Kreuzgang 136–137
Kribbeln der Kopfhaut, Halswirbelsäulen-
  Syndrom 83
Kunststoff-Knorpel, Arthrose 56
Lähmungssymptome, Bandscheiben-
  vorfall 24

L
Lendenwirbel(säule) 39, 44, 68–74
– Anatomie 69
Liegende Acht, Halswirbelsäulenübung 149
Lückentest, Gebiss 101
Lumbago s. Hexenschuss

M
Massage 20, 117–118
Meniskus(schäden) 24
– Beckenschiefstand 64–65
– Riss 63

– Stoßdämpferfunktion 63
Migräne 12–13, 93
– Beckenschiefstand 92
– Unterkieferfehlstellung 92
Missempfindungen 13
Mobilisierung
– Becken 19, 122
– Beckenschaufel, blockierte 151
– Iliosakralgelenk 112
– Schultergürtel 134
– Übungen 126
– Wirbelsäule 135

N
Nackenschmerzen 12–13
– Halswirbelsäulen-Syndrom 83

O
Ohrgeräusche 13
– Halswirbelsäulen-Syndrom 83
– Schwindel 96
– Unterkieferfehlstellung 93
Osteophyten 53

P
Passgang 136–137
Pofalten, Höhe 103

R
Röntgenbilder im Stand und Liegen 19, 112
Rolfing 156
Rückenmuskulatur, autochthone 37
Rückenschmerzen
– Fehlhaltung 155
– Muskelverspannungen 68
– tief sitzende 13
– Übungen 142–143
– Ursachen 68
Rückenspannung, Verbesserung 133

167

S

SaluCartilage™ 56
Schiefhals s. Torticollis spasmodicus
Schluckstörungen 12
– Halswirbelsäulen-Syndrom 83
Schonhaltung, Arthrose 54–55
Schuhe anziehen 128
Schulter-Becken-Messgerät 111
Schultergürtel, Mobilisierung 134
Schulterschmerzen 24
Schulter-Test 102
Schwindel(anfälle) 12–13
– Halswirbelsäulen-Syndrom 83
– Hörstörungen 96
– Unterkieferfehlstellung 93
Seitenband, äußeres/inneres 61
Skoliose 41
– Bandscheiben 43
– Bandscheibenvorfall 70
– Beckenverwringung 41
– Halswirbelsäule 85
– Unterkieferfehlstellung 90
Spannungskopfschmerz 93
Stabilisieren, Übungen 126
Steißbein 44

T

TENS, Halswirbelsäulen-Syndrom 83
Test(s)
– Beckenschiefstand 100–103
– Gewichtstest mit zwei Waagen 18–19
– Lückentest im Gebiss 63–64
– Schulter-Test 102
Tinnitus 94
– Halswirbelsäulen-Syndrom 83
Torticollis spasmodicus 12–13, 84–87
– Anticholinergika 86
– Augenfehlstellung 94–95
– Beckenschiefstand 87

– Benzodiazepine 87
– Botulinum-Toxin 87
– Ursachen 85–86
Tragen 128
Trigeminusneuralgie 12–13, 95

U

Übelkeit, Halswirbelsäulen-Syndrom 83
Übungen 125–151
Unterkiefer 90
Unterkieferfehlstellung 15, 92–93
– Beckenschiefstand 90
– Hörsturz 93
– Migräne 92
– Ohrgeräusche/Schwindel 93
Unterwassermassage 118

W

Wärmeanwendungen 116–117
– Halswirbelsäulen-Syndrom 83
Windmühle 146–147
Wirbel(säule)
– Aufbau 39–47
– Bandscheibenverschleiß 73
– Beckenschiefstand 69
– Mobilisierung 135
– Muskelkorsett 37
– Nervenbündel 43–45
– Zwei-Säulen-Modell 40
Wirbelsäulengymnastik,
  regenerative 20–21, 115–120

Y

Yoga 158

Z

Zähneknirschen 92
Zahnabnutzung 13
Zilgrei-Verfahren 158